ULRICH BERGMANN

Kolposkopische Bilder in heutiger Sicht

Ein Atlas für die gynäkologische Praxis

Kolposkopische Bilder in heutiger Sicht

Ein Atlas für die gynäkologische Praxis

von

Dr. med. ULRICH BERGMANN

Mit 73 Tafeln

AKADEMIE-VERLAG · BERLIN

1979

Erschienen im Akademie-Verlag, DDR - 108 Berlin, Leipziger Straße 3–4
Lektor: Christiane Grunow

Lizenznummer: 202 · 100/523/79
Gesamtherstellung: VEB Druckhaus „Maxim Gorki", 74 Altenburg
Bestellnummer: 762 564 9 (6484) · LSV 2715/2145
Printed in GDR
DDR 58,– M

Geleitwort

Für die klinische und theoretische Onkologie war es das bedeutsamste Forschungsergebnis, daß die Gynäkologie an der Cervix uteri in den Stufen Dysplasie, Carcinoma in situ, Mikro-Karzinom und ordinäres Karzinom den ersten vollständigen Kanzerisierungsweg und auf ihm die fakultative Stufenkanzerisierung entdeckt hat.

Hans *Hinselmann* und seine Schüler sind es gewesen, die erstmalig unter genialen Konzeptionen die Krebskrankheit in dieser Gesamtheit von dem Zervixmodell abgesehen haben.

Die lupenoptische Verfolgung kanzerogenetischer Prozesse, an der Zervix durch die Kolposkopie, wird ein integraler methodischer Bestandteil der Krebsforschung bleiben, insbesondere nachdem die Kanzerogenese durch ein onkogen-infektiöses Nukleoproteid gewußt werden kann.

Hervorragend dokumentiert in heutiger Sicht gelingt Herrn *Bergmann* eine Einführung in diese Kolposkopie.

März 1979 *W. Eschbach*, Berlin-Buch

Vorwort

Mit der Veröffentlichung der „Kolposkopischen Bilder in heutiger Sicht“ wurde die Absicht verfolgt, jedem Interessierten die Vielfalt benigner und maligner Neubildungen, der Entzündungs- und Regenerationsvorgänge unter besonderer Betonung des Gefäßaspektes nahezubringen. Die Schwarz-Weiß-Fotodokumentation mit der 6 × 6 cm-Kamera unter Verwendung eines Apogerminars 140 mm Carl Zeiss Jena mit Ringblitzeinrichtung ermöglichte bei einer Negativvergrößerung von 1:3 eine Endvergrößerung bis zum 25fachen.

Diese, in der gynäkologischen Abteilung der Robert-Rößle-Klinik des Zentralinstituts für Krebsforschung der Akademie der Wissenschaften der DDR entstandenen, Bilder erlaubten z. B. verschiedene Kanzerisierungsstufen auf der Portio großflächig darzustellen.

Mein besonderer Dank gebührt meinem verehrten Lehrer, dem Verdienten Arzt des Volkes MR Prof. Dr. med. habil. *W. Eschbach*, Chefarzt der gynäkologischen Abteilung des ZI für Krebsforschung, der mich in die Hinselmannsche Kolposkopie und in die von ihm so erfolgreich bearbeitete Problematik der durch ein onkogen-infektiöses Nukleoproteid induzierten fakultativen Stufenkanzerisierung an der Cervix uteri einführte.

Besonders gedankt sei auch dem Akademie-Verlag Berlin, repräsentiert durch die Lektorin *Ch. Grunow* und den Hersteller *K. Todten*, die mir mit großem persönlichem Engagement, intensiver Zuwendung und fachlichem Können bei der Realisierung dieses Vorhabens wertvolle Unterstützung gaben.

Schließlich sei den Mitarbeitern des VEB Druckhaus „Maxim Gorki“ Altenburg gedankt, die gleichwohl den textlichen Teil wie die Kolpofotogramme hervorragend umsetzten.

Der Verfasser

Inhalt

TEXTTEIL

Anmerkung zur Nomenklatur

Im laufenden Text wurde bewußt auf die klassische, an *Hinselmann* orientierte, Nomenklatur zurückgegriffen. Neben historischen Aspekten war für uns wesentlich, daß die FIGO-Nomenklatur 1976 nur sehr bedingt die Vielfalt der kolposkopischen Befunde auch in ihrer Wertigkeit innerhalb der Kanzerisierungsstufen darstellt.
(Beispiel Mosaik = zarte Felderung, einfache Felderung, negative Felderung, Muldenfelderung, erhabene Felderung, bizarre Felderung, verhornte Felderung, Hütchenfelderung)

Bei den Tafeln werden die FIGO-Bezeichnungen 1976 vorangestellt.

FIGO-kolposkopische Nomenklatur 1976

(Aus Mitteilungen der Gesellschaft für Gynäkologie und Geburtshilfe der DDR Nr. 10 — Okt. 1977, Beilage im Zentralblatt für Gynäkologie)

A. Normale kolposkopische Befunde
   1. Originäres Plattenepithel
   2. Zylinderepithel
   3. Umwandlungszone (Transformationszone)

B. Abnorme kolposkopische Befunde
   1. Atypische Umwandlungszone (atypische Transformationszone)
      a) Mosaik
      b) Punktierung
      c) weißes Epithel
      d) Keratosis
      e) Gefäßatypien
   2. Verdacht auf invasives Karzinom

C. Nicht entscheidbare kolposkopische Befunde (Plattenepithel/Zylinderepithel — Grenze nicht sichtbar)

D. Verschiedene Befunde
   1. Entzündung
   2. Atrophie
   3. Erosion
   4. Kondylom
   5. Papillom
   6. etc.

1. Allgemeines

Wenn sich nach mehr als 50 Jahren der Inauguration der Kolposkopie als Methode der Karzinomfrüherkennung durch Prof. Dr. med. Dr. med. h. c. Hans *Hinselmann* (6. 8. 1884—18. 4. 1959) eine Renaissance dieser Methode vollzieht, so war ihm eine Entdeckung gelungen, die auch heute nicht von anderen onkologischen Spezialdisziplinen der Humanmedizin nachvollzogen werden konnte.

Auf der Suche nach dem kleinsten auffindbaren Karzinom fand er die Vorstufen des Zervixkarzinoms, so daß das Zervixkarzinom als Modellkarzinom der spontanen Kanzerisierung beim Menschen gilt.

In unermüdlichem Fleiß, mit großer Akkuratesse und pedantischer Genauigkeit arbeitete er jeden Befund kolposkopisch und histologisch durch. Mit unermüdlicher Publikationsarbeit versuchte er seine Entdeckungen einem möglichst großen Kreis zugänglich zu machen. Die aquarellierten Befunde setzen heute noch jeden Betrachter in Erstaunen.

Leider setzte sich die Kolposkopie auch im deutschsprachigen Raum nur sehr langsam durch. Gegen starke Widerstände der Schulmedizin, vor allem der Pathologen, gelang es aber *Hinselmann* durch unermüdliche Forschungsarbeit und wissenschaftliche Propagation empirische Sichtkriterien der Stufenkanzerisierung an der Portio uteri systematisch zu bearbeiten. Sind auch heute noch formal- und kausalgenetische Zusammenhänge weitgehend unaufgeklärt, gelang es aber Abbilder der Kanzerisierungsvorgänge in ihrem Wechselspiel mit den Abwehrmechanismen des Organismus, der sich abspielenden Regulations-, Dysregulations- und Gegenregulationsvorgänge zu gewinnen.

So stehen heute dem Praktiker wie dem wissenschaftlich Engagierten drei visuelle Erfahrungswissenschaften zur Verfügung, die ihm erlauben, Aussagen über den Kanzerisierungsgrad zu treffen.

1. *Die Kolposkopie*

Sie erlaubt objektiv vorhandene Sichtkriterien an Hand subjektiver Erfahrungswerte einzuordnen.

2. *Die Zytologie*

Sie erlaubt, mit Hilfe quantitativer und qualitativer Kriterien an Einzelzellen die Kanzerisierungsstufe zu bestimmen.

3. *Die Histologie*

Sie erlaubt, die Kanzerisierungsprozesse durch die Beziehungen zum Gewebsverband einzustufen.

Ist es auch üblich, die klassische Kolposkopie wie auch die klassische Zytologie als Suchmethoden einzuordnen und der Histologie allein den Rang einer echten diagnostischen Methode einzuräumen, so muß aber auch festgestellt werden, daß die moderne differenzierte Kolposkopie und noch ungleich deutlicher die Differentialzytologie einen hohen diagnostischen Aussagewert haben.

Haben auch beide Methoden eine gewisse Fehlerrate, so bei der Kolposkopie die Unmöglichkeit, die oberen 2/3 des Zervixkanals einzusehen, so erlaubt die Kombination beider Verfahren mit fast mathematischer Exaktheit die Vor- und Frühstufen des Zervixkarzinoms zu diagnostizieren.

Die Kolposkopie gestattet heute die Differenzierung physiologischer und pathophysiologischer Befunde, sie läßt im Bereich der Portio und des unteren Zervixdrittels die Entdeckung, Kontrolle und Überwachung von suspekten Veränderungen bis hin zum Karzinom, zu. Sie erlaubt

— die Beurteilung, Differenzierung und Klassifizierung physiologischer und pathologischer Befunde;
— die Lokalisation der höchsten Atypie, um von dort enddiagnostische Maßnahmen einzuleiten;
— die Beurteilung und Verlaufskontrolle nach therapeutischen Eingriffen;
— die Beurteilung von Veränderungen während der Menstruation, Gravidität und unter hormonaler Kontrazeption;
— die Beurteilung physiologischer und pathologischer Prozesse an Scheide und Vulva.

2. Grundlagen der Kolposkopie

Die Kolposkopie wurde von *Hinselmann* als Verfahren zur Diagnostik der frühesten Portiokarzinome entwickelt, in der Annahme, dabei handele es sich um kleine und kleinste Tumoren.

Nach der Anwendung der Kolposkopie stellte sich sehr bald heraus, daß flächenhafte, intraepitheliale Veränderungen die Vorstadien des Karzinoms sind. *Hinselmann* belegte diese Befunde mit dem Begriff der „Matrixbezirke".

Als Nebeneffekt zeigte sich aber auch die hervorragende Bedeutung der Kolposkopie bei der Verbesserung der klinischen Diagnostik der Portioveränderungen bei verschiedenen physiologischen Zuständen.

2.1. Technische Voraussetzung

Die Kolposkopie ist physikalisch gesehen die lupenoptische, stereoskopische Betrachtung der Portio mit verschiedenen Lichtqualitäten bei 7—35facher Vergrößerung.

Die zwei bestimmenden Elemente bei der Auswahl eines Kolposkops sind die optischen Daten und die bequeme Handhabung.

Die Entfernung der Vorderlinse des Apparates von der Portio sollte 22—25 cm betragen, um die Benutzung von Instrumenten zu gestatten, ohne die Beobachtung zu unterbrechen. Der Durchmesser des Beobachtungsfeldes ist um so kleiner, je stärker die Vergrößerung ist, deshalb ist es vorteilhaft, mehrere Vergrößerungen einsetzen zu können.

Die Tiefe des Feldes, also der Abstand zwischen zwei verschiedenen Punkten auf der optischen Achse, die ungleich scharf gesehen werden können, nimmt mit der Vergrößerung ab. Die Beleuchtung sollte ca. 30000 Lux betragen, die Beleuchtungseinrichtung zentriert sein.

Es müssen Möglichkeiten vorhanden sein, verschiedene Farbfilter einzusetzen.

Bei der Verwendung von Halogenlicht, noch besser bei UV-Licht, sind vor allem Gefäßkriterien optimal zu beobachten.

Das Stativ sollte eine leichte Beobachtung für den Gynäkologen möglich machen. Es muß in 3 Ebenen leicht beweglich sein.

Der Untersuchungsstuhl entspricht im Normalfall den handelsüblichen, und muß die Möglichkeit bieten, daß sich die Patientin in bequemer Lage befindet.

2.2. Durchführung der Kolposkopie

Es hat sich erwiesen, daß das 2-blättrige Spekulum eine optimale Einstellung der Portio ermöglicht. Dabei wird das hintere Blatt im rechten Winkel zum Scheidenspalt eingesetzt und unter Nachhintenführen soweit vorgeschoben, daß es noch vor der Portio liegt.

Mit dem vorderen Blatt wird die Scheide weiter entfaltet um das hintere Blatt unter Sicht bis in das hintere Scheidengewölbe vorzuschieben, ohne die Portio zu verletzen.

Das vordere Blatt wird der assistierenden Schwester übergeben — im Notfall der Patientin —, das hintere Blatt hält der Untersuchende. In der Routine-Untersuchung sollte nun die 1. kolposkopische Inspektion vorgenommen werden. Danach erfolgt der zytologische Abstrich. Schleim, Exsudat etc. werden vorsichtig abgetupft und beobachtet. In Anlehnung an den Osloer Arbeitskreis wird die Portio mit physiologischer Kochsalzlösung und eine

1. Beschreibung, vor allem der Gefäße, durchgeführt.
Danach wird eine 2—3%ige Essigsäure an die Portiooberfläche herangebracht, am besten mit einem weichen gut durchtränkten Tupfer. Nach Inspektion und Befunddokumentation wird versucht, möglichst weithinaufreichend die Endozervix zu beobachten.

Es werden zur Entfaltung der Zervix verschiedene Verfahren empfohlen — vom Watteträger bis zur Spezialspreizung. So kann man Läsionen der Endozervix, Polypen und die Begrenzung von atypischen Epithelien nach oben, beurteilen.

Nach der Untersuchung der Zervix wird selbstverständlich die Scheide zu untersuchen sein, indem man unter kolposkopischer Sicht die Spekula bis zur Vulva zurückzieht. Erst jetzt erfolgt die *Schiller*sche Jodprobe und daraus und aus der vorangegangenen Kolposkopie resultiert eventuell die spezielle Probeexzision.

Die palpatorische Untersuchung beendet den Untersuchungsgang.

Jede kolposkopische Untersuchung erfordert die Befunddokumentation in der Akte der Patientin. Nur so kann der Gynäkologe Veränderungen erkennen und Verlaufsbeobachtungen durchführen.

Ein gezeichnetes Schema ist auch die beste Befundkontrolle. Es werden in den einzelnen Einrichtungen verschiedene Darstellungen verwendet, die die Arbeit erleichtern sollen. Bei pathologischen Befunden ist die gut ausgeführte Kolpofotographie das Mittel der Wahl.

Diese Technik ist in Lehre und Forschung unersetzbar, hat aber bisher kaum eine Chance, sich in der Praxis allgemein durchzusetzen.

2.3. Kolposkopiezeitraum

In der Menstruation und 3—4 Tage danach sollte nicht kolposkopiert werden. Das Menstrualblut mazeriert das Plattenepithel und verschleiert so echte Läsionen. Während der Zervixschleimpfropf fadenziehend und klar ist, das äußere Foramen klafft, ist die Kolposkopie am einfachsten und sicher. Der durchsichtige Schleim wirkt wie ein Refraktionsmedium. Undurchsichtiger Schleim macht die Untersuchung schwer.

Deshalb ist der Menstruationskalender bei der Festlegung optimaler Untersuchungstermine zu Rate zu ziehen.

2.4. Anatomische Grundlagen der kolposkopischen Technik

Um eine Kolposkopie durchzuführen, ist es notwendig, das Epithel (mehrschichtiges Plattenepithel oder Zylinderepithel) und das darunter liegende Bindegewebe zu beurteilen. Das kolposkopische Bild wird geprägt durch die Beschaffenheit und die physiologischen und pathologischen Veränderungen des Epithels, auch nach Einwirkung verschiedener vom Untersucher eingebrachter Substanzen, und die Vaskularisation des Bindegewebes.

In der Kolposkopie werden verschiedene Termini verwendet, die hier kurz erläutert werden sollen. Die *Ektozervix* (Portio) ist der Abschnitt, der bei der Speculumuntersuchung sichtbar ist. Die *Endozervix* ist der Abschnitt, der nicht ohne technische Geschicklichkeit während der Spekulumuntersuchung sichtbar ist.

Der *äußere Muttermund*, klinisch gesehen, ist die Stelle, an der bei der Spekulumuntersuchung das Epithel des Halskanals beginnt. Der anatomische äußere Muttermund kann nur durch die anatomische Untersuchung festgestellt werden.

Die *Zylinderepithel-Plattenepithelgrenze* ist die Stelle, an der das einschichtige Zylinderepithel mit dem mehrschichtigen Plattenepithel zusammenstößt. Sie entspricht nur sehr selten dem äußeren Muttermund.

Die Divergenz zwischen dem klinischen und anatomischen äußeren Muttermund erklärt sich aus der wechselnden Lage der Epithelgrenze im Laufe des Lebens.

Das *Collum uteri* entwickelt sich im Laufe des Lebens, es kann durch Schwangerschaft und Entbindung modifiziert werden, des weiteren durch Operationen und vor allem spielt das Lebensalter eine große Rolle. Untersuchungen des anatomischen äußeren Muttermundes haben gezeigt, daß die Zylinder-Plattenepithelgrenze bei der jungen Frau ektozervikal, bei der Frau in der Menopause endozervikal liegt.

Auch bei der klinischen Untersuchung verändern wir durch das Spreizen der Scheidengewölbe die Lage der Muttermundslippen. Wir sehen den klinischen äußeren Muttermund im Gegensatz zur Normallage in den Zervikalkanal hinein verschoben.

Ist der äußere Muttermund rund und klein, wird durch die klinische Untersuchung kaum eine Veränderung auftreten. Oft findet sich hier auch eine Koinzidenz zwischen anatomischem und klinischem Muttermund. Wir finden dieses Bild bei Nullipara und bei Frauen in der Menopause. Ist der äußere Muttermund transversal weitgeöffnet, wie es bei Pluripara oder nach schweren Geburten der Fall ist, kann die Divergenz zwischen klinischem und anatomischem Muttermund sehr groß sein. Diese Divergenzen erklären die zahlreichen Diskussionen auf diesem Gebiet.

Der „äußere Muttermund" ist nicht genug präzisiert, um Kliniker und Anatomen gleichermaßen in die Lage zu versetzen, eine eindeutige Bestimmung durchzuführen. Das Stroma des Collum uteri besteht aus einem derben Balkenwerk von Gewebsfasern, von zahlreichen Gefäßen und Lymphbahnen durchzogen. Das Plattenepithel mißt ca. 0,5 mm in der Höhe. Die Unterfläche ist durch die konjunktiv-vaskulären Achsen, die Papillen bilden, eingedellt. Das Epithel besteht im Normalfall aus 15—20 Zellagen, es ist in Schichten untergliedert. Das Zylinderepithel wird von einer einzigen Zylinderzellschicht mit basalständigem Kern gebildet. Die Dicke beträgt ca. 0,1 mm. Unter diesen Zellen finden sich platte Zellen, die sogenannten Reservezellen, die eine bedeutende Rolle bei der Regeneration und der indirekten Metaplasie spielen.

Die gesamte Schleimhaut ist nicht glatt, sie formt tiefe vertikale Furchen und stülpt sich in das Stroma ein. Vor allem in der Endozervix entstehen so zahlreiche „Drüsen".

Zylinderepithel auf der Portio bedeckt die Bindegewebspapillen mit breiter Basis und runder Spitze. Jede dieser Papillen ist von einer zentralen Gefäßachse durchzogen.

Die Zylinder-Plattenepithelgrenze zeigt Besonderheiten in der Nähe von „Drüsen". Das Plattenepithel ist dort dünner und glykogenarm.

Das Plattenepithel überragt das Drüsenepithel um 0,2—0,3 mm. Dieser Niveau-Unterschied läßt diese Grenze leicht erkennen.

2.5. Methoden der differenzierten (erweiterten) Kolposkopie

Eine der ersten Substanzen, die in der Kolposkopie angewandt wurde, ist die 2—3%ige Essigsäure. Dabei wird ihr Haupteffekt ausgenutzt, die zytoplasmatischen Kernproteine des Epithels zum Gerinnen zu bringen und sie grau werden zu lassen. Diese Gerinnung ist progressiv oberflächlich, reversibel und wiederholbar. Das Plattenepithel, das anormal mit Protein beladen ist, wird fortschreitend grau, dieses Bild erscheint in 10—30 sec. — essigweißes Epithel —.

Nur die oberflächlichen Zellen erscheinen verändert, es zeigt sich eine Retraktion und eine Abplattung im histologischen Bild bis hin zu 1/3 des Plattenepithels. Dieser Gerinnungseffekt tritt ebenso im 2. Teil des Menstruationszyklus im zähflüssigen und undurchsichtigen Zervixschleim auf.

Auf den spinnbaren, fadenziehenden, klaren Schleim hat die Essigsäure keinen Einfluß, weder die Transparenz noch die Viskosität wird beeinflußt.

Auf das Zylinderepithel wirkt die Essigsäure sehr schnell und außerordentlich eindrucksvoll. So sind die grauweißlichen „Träubchen" typische Kennzeichen des papillären Zylinderepithels. Auch ektopische

Inseln lassen sich in einer Umwandlungszone deutlich sichtbar machen. Oftmals entleert sich aus den „Drüsenöffnungen" klarer Schleim. Die Öffnungen scheinen sich auch zu erweitern. Die Veränderungen am Zylinderepithel sind aber nicht vollkommen reversibel, das Gewebe erscheint für 2—3 Tage verquollen. Durch die Essigsäureprobe (*Hinselmann*) lassen sich also normales Plattenepithel und normales Zylinderepithel voneinander abgrenzen. Ebenso das essigweiße Epithel, das metaplastische Epithel, das dysplastische Epithel und auch das Karzinomgewebe. Durch die Weißfärbung wird oft der Kontrast zwischen den Gefäßen und dem Untergrund erhöht. Liegen die Gefäße allerdings ziemlich tief, unter mehreren Zellagen, kann die Gefäßzeichnung weniger deutlich sein oder sogar verschwinden. Die Jodprobe (*Schiller*) wurde von ihm 1928 inauguriert, nachdem er feststellte, daß in pathologischen Plattenepithelien wenig oder kein Glykogen enthalten ist.

Bei der *Schiller*schen Jodprobe wird die Portio mit Lugolscher Jod-Jod-Kali-Lösung bepinselt. Das normale Plattenepithel färbt sich braun, das glykogenfreie Epithel bleibt praktisch ungefärbt. Meist wird folgende Konzentration gewählt:

Rp.	Jodii puri	2,0
	Kalii jodati	4,0
	Aquae dest. ad	100,0

Die Portio wird mit einem reichlich mit dieser Lösung getränkten Gazetupfer betupft und bestrichen. Die von *Schiller* erhoffte Sicherheit ist leider nicht erreicht worden. Von Vorteil ist aber die Ausschlußdiagnose des normalen glykogenhaltigen Epithels. Eine fehlende Jodfärbung weist nur darauf hin, daß kein ausgereiftes, glykogenhaltiges Plattenepithel vorliegt.

Das Fehlen der Färbung kann dysplastisches oder karzinomatöses Epithel, aber auch sehr atrophisches Plattenepithel, Zylinderepithel oder das Fehlen von Epithel bedeuten. Bei der Festlegung der Schnittführung zur Konisation ist die Anwendung der *Schiller*schen Jodprobe sehr wichtig. Bei intensiver Betrachtung der Portio nach der Jodprobe lassen sich gelegentlich feine netz- oder punktförmige Zeichnungen auf ausgereiften Umwandlungszonen erkennen. Auch Ovula Nabothi führen oft zu einer verminderten Anfärbung. Um „Drüsen"-öffnungen der Umwandlungszone bilden sich häufig ringförmige, nur leicht angefärbte Säume (*Hinselmann* et al.).

Die Leukoplakie (Keratosis) bleibt gleichmäßig ungefärbt, auch die Ektopie. Durch im Schleim haftende Jodtröpfchen kann sich das kolposkopische Bild etwas verwischen. Die Dysplasie zeigt einen weißlichen Farbton, die Umwandlungszone ist oft gelblich getönt. In der postpartalen und postklimakterischen Zeit findet sich häufig statt einer gleichmäßigen nur eine fleckige, gelbliche Färbung.

Unter Entzündungen kann es auch zu einer verminderten Anfärbbarkeit mit kleinen weißlichen Stippchen kommen. Besonders auffällig ist aber die scharfe Grenze zwischen normalem und pathologischem Epithel, die bei der Umwandlungszone ohne Pathologie nicht auftritt.

Neben diesen heute routinemäßig angewendeten Verfahren der kolposkopischen Diagnostik sind eine Unzahl weiterer Methoden inauguriert worden, deren Wert von einzelnen Autoren unterschiedlich beurteilt wird (*Majewski* et al.). Große Bedeutung hat in jüngerer Zeit, durch die verstärkte Beachtung der Gefäßkriterien bei der differenzierten Kolposkopie, die Kolposkopie im rotfreien und UV-Licht bekommen (*Hinselmann* et al.). Die UV-Kolposkopie wurde von *Hinselmann* auch in Verbindung mit den verschiedensten fluoreszierenden Substanzen verwendet.

Heute steht aber die direkte Beobachtung der Gefäße nach Spülung mit physiologischer Kochsalzlösung im Vordergrund (*Kolstad*, *Koller*, *Johannisson*, *Söderberg*).

Die Grünfilterverwendung (*Kraatz*) ist durch die Verwendung des rotfreien Lichtes als eine Zwischenstufe zu betrachten, die den großen Vorteil des minimalen Aufwandes bietet. Das in modernen Kolposkopen verwendete Halogenlicht gestattet gleichfalls eine sehr gute Beobachtung der Gefäße.

Die Infrarotstrahlung (*Menken*) als Möglichkeit für die Kolpofotographie erscheint in der technischen Lösung unverhältnismäßig aufwendig und für die Routinekolposkopie und Kolpofotographie nicht anwendbar. Besondere Bedeutung werden die gefäßaktiven Pharmaka vor allem bei der Beurteilung der Gefäßkriterien erhalten.

3. Kolposkopische Normalbefunde

Voraussetzung für die Erkennung pathologischer Befunde ist die genaue Kenntnis der normalen kolposkopischen Bilder. Die Betrachtung der Portio bietet eine bunte Vielfalt der Bilder, die auch heute noch in drei Gruppen (*Hinselmann*) unterteilt werden können.

Bei der geschlechtsreifen Frau finden wir besonders eindrucksvolle Bilder. Das prozentuale Verhältnis der Normalbefunde gliedert sich wie folgt:

10–15% der Fälle originäre Portio
15–20% Ektopie (Zylinderepithel) und in
65–70% Umwandlungszone (Transformationszone).

Da die Gefäßbilder in der modernen Kolposkopie einen wesentlichen Aspekt der Gesamtbeurteilung bilden, sollen in kurzer Form die bisherigen Kenntnisse über den Feinbau der peripheren Strombahn an der Cervix uteri dargestellt werden. Dabei folgen wir im wesentlichen den Erkenntnissen von *Zinser* und *Rosenbauer*.

Die Blutversorgung der Cervix uteri erfolgt über die Arteria uterina und die Arteria vaginalis. Dabei bildet die Grenze des Plattenepithels zum Zylinderepithel den Fixpunkt beider Versorgungsgebiete. Der Faser- und Gefäßverlauf im histologischen Präparat ist stets auf die „letzte Zervixdrüse“ ausgerichtet. Der aszendierende Ast der Arteria uterina versorgt den mit Zylinderepithel bedeckten Teil der Zervix, während die vom Plattenepithel überzogenen Portioanteile vom zerviko-vaginalen Ast der Arteria uterina und von der Arteria vaginalis versorgt werden. Die gesamte Ektozervix ist relativ gleichmäßig von Gefäßen durchzogen. Eine gefäßarme Zone liegt im Bindegewebskern.

Dieses Prinzip der Gefäßversorgung bleibt auch dann erhalten, wenn die Plattenepithel-Zylinderepithelgrenze nicht mit dem äußeren Muttermund zusammenfällt. Die Gefäße im vom Zylinderepithel bedeckten Stroma zeichnen sich durch einen Palisadenbau aus. Von ringförmig das Collum uteri umgreifenden Gefäßen zweigen sich regelmäßig radiäre Blutbahnen ab, die strahlenförmig auf den Halskanal zu verlaufen und im unteren Teil der Zervix immer steiler in Richtung des äußeren Muttermundes, wie ein Fächer, ziehen. Diese Gefäße haben ein kleineres Kaliber als die entsprechenden Gefäßanteile, die von der Arteria vaginalis abzweigen. Diese sind stark aufgezweigt und gewunden.

Das Gefäßsystem des vaginalen Sektors besteht aus einem tiefen Gefäßplexus in der peripheren Region der Ektozervix, der horizontal verläuft. Daraus zweigen sich die Palisadengefäße ab, die an einer subpapillären Gefäßplatte abschließen (Basalgefäßnetz). Aus diesem Basalgefäßnetz sprossen die in Bindegewebspapillen liegenden Kapillaren aus, deren Endgefäßschlingen in unterschiedlicher Dichte abgewinkelt, senkrecht oder schräg stehend zum Plattenepithel führen. Im Normalfall sind die Papillargefäße, manchmal auch die Basalgefäße kolposkopisch sichtbar.

Unter dem normalen Plattenepithel kann man zwei Grundtypen von Kapillaren beobachten, die manchmal auch gleichzeitig vorkommen:

Die *Netzwerkkapillaren*, die wir vor allem bei spärlich entwickelten Strompapillen finden, und ein dichtes Maschenwerk bilden. Der Abstand dieser Maschen ist geringer als die Interkapillardistanz der Haarnadelgefäße.

Die *Haarnadelkapillaren* haben einen auf- und absteigenden Ast, die dicht beieinander laufen und einen sanften Gefäßbogen bilden. Diese Kapillaren sind in der Regel in den Stromapapillen lokalisiert. Ist das Oberflächenepithel nicht zu dick und normal durchsichtig, der Beobachtungswinkel günstig, kann man den ganzen Gefäßbogen kolposkopisch beobachten. Oftmals sind jedoch nur die Kuppen des Gefäßbogens sichtbar, die als regelmäßig dicht angeordnete kleine Punkte in Erscheinung treten.

3.1. Die originäre Portio

Die Portio „ab origine" (*Hinselmann*) finden wir vor allem bei Frauen in der Postmenopause und zu 10% bei geschlechtsreifen Frauen.

Das kolposkopische Bild zeigt ein meist glattes, manchmal gekörneltes Plattenepithel von blaßrosa Farbe mit meist hellgrauer Farbbeimischung. Dieses glatte oder auch papilläre Oberflächenrelief ist im Normalfall von klarem Sekret benetzt, das die Reflektionen des einfallenden Lichtes hervorruft.

Die Farbe des kolposkopischen Bildes wird durch die Durchblutungsverhältnisse des Stromas und die Dicke und Lichtdurchlässigkeit des Epithels bestimmt. Bei Entzündungen herrschen mehr Rottöne, bei der Gravidität ein durch venöse Stauung hervorgerufenes dunkles, bläuliches Rot vor. In der Menopause erhält das Bild durch die Eigenfarbe des atrophischen Stromas bei der vorhandenen Mangeldurchblutung ein gelbliches bis graues Kolorit. Das kolposkopische Bild ist also im Normalfall das Substrat der Betrachtung des von einem bis 0,5 mm hochgeschichteten Plattenepithel bedeckten Stromas der Zervix mit seinen terminalen Gefäßbahnen. Je nach Dicke des Epithels scheint das stark vaskularisierte Stroma mit seinen Gefäßen mehr oder weniger stark durch. Man sieht bei genauer kolposkopischer Betrachtung entweder Haarnadelkapillaren des Stromas durchscheinen oder feine Netzwerkkapillaren. Manchmal finden sich auch Mischformen oder Gefäße, die sich baumartig verzweigen (*Kolstad*). Die Haarnadelkapillaren haben eine Interkapillardistanz von 50—200 μm. In anderen Fällen findet man Netzwerkkapillaren, die einen Abstand von 50—100 μm haben. Bei 5% der geschlechtsreifen Frauen mit originärer Portio ist das Plattenepithel so hoch geschichtet, daß keine Gefäße sichtbar sind.

Auffällig ist, daß die Gefäße in der Geschlechtsreife in höheren oder niedrigeren Papillen in das Epithel hineinreichen, nach dem 55. Lebensjahr aber die Grenze zwischen Plattenepithel und Bindegewebe und damit die Grenze des Kapillarnetzes praktisch gerade ist.

Bei sehr atrophischem Epithel kann man neben den Netzwerkkapillaren auch das Basalgefäßnetz mit seinen spinnennetzähnlichen (*Kos*) manchmal moosartig, manchmal wurzelartig durchscheinenden (*Zinser*) anastomosierenden Gefäßen sehen. Als Zusatzbefund finden sich, bedingt durch die Vulnerabilität des Epithels und der Gefäße, petechiale Blutungen.

In der Schwangerschaft erleidet das Stroma der Zervix eine erhebliche Kongestion und verfärbt sich veilchenfarben. Das Plattenepithel verdickt sich und das terminale Gefäßnetz ist verändert. Aus dem subepithelialen Kapillarnetz treten Kapillarschlingen aus, die verschieden tief ins Epithel eindringende Papillen bilden. Die Schlingen enden gabelförmig, baumförmig oder als knäuelförmige Gebilde (*Mikolaš*). Unter der Behandlung mit hormonalen Kontrazeptiva können ähnliche Bilder wie in der Gravidität beobachtet werden.

Bei Entzündungen gibt es interessante Veränderungen der terminalen Strombahn. Aus dem Kapillarnetz wachsen Schlingen oder spiralförmige Kapillaren ins Epithel hinein (*Kos*). Kolposkopisch sind die Gipfel dieser Kapillarschlingen als zahlreiche rote Stippchen sichtbar. Sie ähneln manchmal dem mikroskopischen Bild von Diplokokken. Diese Bilder sind meist gleichförmig und diffus ohne scharfe Grenzen, manchmal auch herdförmig. Besonders untersucht wurde die Trichomonadenkolpitis (*Johannisson*, *Kolstad*, *Holtorff*). Unter verschieden schweren Entzündungsgraden findet man dicht angeordnete Haarnadelkapillaren mit doppelten Kämmen (Doppelkapillaren) oder kleeblattähnliche Formen.

Eine Sonderform der Entzündung ist die senile Kolpitis. Hier ist das subepitheliale Netzwerk wegen des verdünnten Epithels sehr gut zu beobachten (*Kolstad*). Die Interkapillardistanz ist nicht größer als 200 μm. Bei starken Entzündungen besteht eine nicht anhaltende regressive Gefäßerweiterung, die an Veränderungen erinnert, die als papillärer Grund (Punktierung) bekannt sind (*Ganse*). Auch nach Radium- und Röntgenbestrahlung finden sich Gefäße, die auffällig sind. Es handelt sich um Teleangiektasien, die an Stelle der ursprünglichen Karzinomgefäße getreten sind und ein prognostisch günstiges Zeichen sind (*Rieck*, *Ganse*). Das normalgeschichtete Plattenepithel ist relativ widerstandsfähig. Bei Anwendung von 3%iger Essigsäure verändert es sein Aussehen kaum, selten sieht man eine zarte weißliche Verfärbung (*Glatthaar*).

Mit Lugol'scher Lösung verfärbt sich das Epithel durch das in den Zellen enthaltene Glykogen dunkelbraun — jodpositiv (*Schiller*). Bei atrophischem Epithel kann diese Verfärbung nur angedeutet sein — jodhell, da der Glykogengehalt hormonell gesteuert ist. Im Bereich der Papillen findet sich meist eine feine weißliche Punktierung in den jodpositiven und jodhellen Arealen.

3.2. Die Ektopie (Hinselmann) (Zylinderepithel)

Die „Ektopie" von Zylinderepithel, d. h. das Auftreten von Cervixepithel an ortsungewöhnlicher Stelle, auf der Portiooberfläche findet man bei 10—15% der Frauen vor allem in jugendlichem und geschlechtsreifem Alter. Diese Ektopie bildet sich zu ca. 90% über das Bild der Umwandlungszone zurück.

Die Berührungslinie zwischen Zylinderepithel und Plattenepithel liegt auf der Außenfläche der Portio und bildet dort gelegentlich papilläre Auswüchse und „Drüsen". Nach *R. Meyer* ist die Ektopie das erste Heilungsstadium der Erosion. Nach anderen Autoren (*Matejka*, *Ober*, *Hamperl*) handelt es sich um ein entweder angeborenes, erworbenes, physiologisches, ontogenetisches, traumatisches, hormonales oder entzündliches Ektropion.

Im kolposkopischen Bild erscheint die Ektopie als leuchtend rote Fläche, die durch das Durchscheinen des stark vaskularisierten Stromas durch das einschichtige Zylinderepithel entsteht, und sich schon makroskopisch vom blasseren umgebenen Plattenepithel unterscheidet — Erythroplakie. Anstelle der glatten spiegelnden Oberfläche der originären Portio finden wir ein Terrain mit kleinen rundlichen Verwölbungen. Der erkennbare Niveauunterschied von 0,4 mm und die kräftig rote Farbe führten zu dem Begriff der Pseudoerosio.

Die Schleimsekretion aus diesem Epithel ist oft so stark, daß die Patientinnen über Fluor klagen (*Jakob*). Das einschichtige Zylinderepithel ist sehr vulnerabel, schon durch Betupfen treten Blutungen auf. Am eindrucksvollsten stellt sich die Ektopie im kolposkopischen Bild nach dem Betupfen mit 2—3%iger Essigsäure dar. Unter dem Einfluß der Essigsäure färbt sich das Zylinderepithel weißlich und quillt auf. Wir sehen die „Träubchen" der Stromapapillen, außerdem wird oft reichlich klarer Zervixschleim sezerniert. Diese Träubchen können im Einzelfall gleichmäßig rundlich oder länglich, im anderen Falle erheblich größer und polypös, grobpapillär erscheinen. Nach *Kolstad* ist das Maschenwerk der Ektopiegefäße enger als das der originären Portio. Jedes Träubchen hat in seiner Achse eine Kapillarschlinge. Diese Kapillarschlingen sind in den dünnen ausgezogenen Träubchen fast haarnadelähnlich und täuschen so oft den unerfahrenen Beobachter, der die Essigsäureprobe nicht angewendet hat.

Nach *Kos* sind in den grobpapillären Träubchen oft verschieden geformte Kapillarbäume. Auffällig ist die nivellierte Stärke der Kapillaren mit glatter Gefäßwand, die uns den Eindruck einer ruhigen Blutstrombahn vermitteln. In der Schwangerschaft wuchert das Zylinderepithel der Ektopie, es wird plastisch und wulstig (*Sebek*). Das Gefäßbild ist auf Grund der starken Vaskularisierung auffällig, entspricht aber dem intensivierten Bild der terminalen Gefäße an den Papillenspitzen der Ektopie.

Unter der *Schiller*schen Jodprobe färbt sich das Zylinderepithel nicht an, es ist jodnegativ. Auch die Argentumprobe mit 3%igem Argentum nitricum wird von einigen Autoren zum Ausschluß der „Erosio vera“ angewendet.

Das Bild der Ektopie ist oft sehr variabel, Abweichungen vom typischen Bild ergeben sich wenn

— ein Plattenepitheldefekt schnell vom Zylinderepithel überwachsen wird und sich die typische Träubchenstruktur nicht ausbildet und so eine Erosio vera vortäuscht
— das Stroma akut oder chronisch entzündlich irritiert ist und so Stromaleisten und Stromapfeiler mit Papillenhypertrophien entstehen. In der Literatur werden diese Bilder mit Begriffen wie feinpapilläre, grobpapilläre und polypöse Ektopie beschrieben
— in der Gravidität oft kombiniert mit Begleitentzündungen (*Ganse*), durch die Kongestion des Stromas die Papillen voluminös aufquellen und in Gruppen, die durch Furchen getrennt sind, zusammenstehen.

Die Ektopie ist in all ihren Erscheinungsformen ein temporärer Zustand. Früher oder später wird die Ektozervix wieder mit Plattenepithel bedeckt. Dieser Vorgang der Umwandlung findet seinen kolposkopischen Ausdruck in dem Bild der Umwandlungszone.

3.3. Die Umwandlungszone (Transformationszone)

Dieser von *Hinselmann* geprägte Begriff soll den Vorgang des Bedeckens des Bodens der Ektopie also des Stromas des Zylinderepithels mit Plattenepithel umschreiben.

Um die Aufklärung der Genese der „Erosio“ „Pseudoerosio“ und „Heilung“ dieser Veränderungen haben sich seit über 80 Jahren so bedeutende Autoren wie *R. Meyer*, *Hinselmann*, *Lax*, *Schottländer*, *Fischel*, *Ruge-Veit*, *Adler*, *Hamperl*, *Kaufmann*, *Ober*, *Schneppenheim*, *Clara*, *Ludwig*, *Fluhmann*, *Stoeckel*, *Schröder*, *Treite*, *Mestwerdt*, *Wespi*, *Coppleson*, *Linsbach*, *Glatthaar*, *Zinser*, *Gottschalk*, *Rosenbauer*, *Bajardi*, *Beato*, *Castano*, *Barcellos*, *Linhartova* und *Skolowski* bemüht. Für die Deutung der kolposkopischen Bilder der Umwandlungszone (U-Zone) scheinen folgende Befunde von Bedeutung:

— das Über- oder Unterwachsen des Zylinderepithels vom Rande her durch das Plattenepithel und die Möglichkeit des Überwucherns des Zylinderepithels aus zurückgebliebenen Plattenepithelinseln (*R. Meyer*)
— metaplastische Bildung von Plattenepithel aus der Basalschicht (*Ruge*)
— Hochwachsen von Drüsen und aus diesen Verdrängung des Plattenepithels durch Zylinderepithel, in einer zweiten Phase Wiedereinwachsen von Plattenepithel vom Rande her und von stehengebliebenen Plattenepithelinseln (*Schottländer*, *Gottschalk*)
— Ineinandergreifen des Vorganges der Schädigung der Zylinderepithelzellen und Aufbau des Plattenepithels durch die Basalzellen (*Hinselmann*)
— metaplastische Veränderungen der Basalschicht und Bildung neuen Plattenepithels in Form der regenerativen Metaplasie (*Fischer — Wasells*) oder Prosoplasie (*Fluhmann*).

Im Allgemeinen hat sich die Auffassung der metaplastischen Umwandlung durchgesetzt. Metaplastische Umwandlungen sind typisch für alle Wechsel- und Mausergewebe. Sie werden meist durch langdauernde abnorme, funktionelle, mechanische, entzündliche, hormonelle, nervale und chemische Reize verursacht (*Linsbach*). Wir finden im Gebiet der Umwandlung also den Prozeß des appositionellen Vorwachsen des Plattenepithels vom Rande her und von restierenden Plattenepithelinseln. Dabei kann es zum pflugartigen Unterwachsen und Abheben des Zylinderepithels mit Bedecken der Bindegewebspapillen durch das Plattenepithel kommen.

In den Krypten- „Drüsen" können Zylinderepithelinseln fortbestehen. Behalten diese Zylinderepithelinseln ihre schleimabsondernde Funktion, sieht man in der Umwandlungszone „Drüsenöffnungen", aus denen klares Sekret fließt. Werden diese Öffnungen überwachsen und besteht die durch Oestrogene induzierte Schleimsekretion fort, bilden sich Zysten — Ovula Nabothi —. Sie können auch festen, geschichteten Schleim enthalten, dessen einzelne Schichten den menstruellen Zyklen entsprechen.

Zum anderen entsteht in der Umwandlungszone durch Metaplasie aus den subzylindrischen Reservezellen des Zylinderepithels Plattenepithel, das sich meist in der Nähe der Gefäße bildet.

Dieses überwachsene und das Zylinderepithel ersetzende Plattenepithel sollte nicht mit dem Plattenepithel der originären Portio gleichgesetzt oder verwechselt werden.

Das sekundäre Plattenepithel entsteht auf dem Bindegewebsstroma des ektopischen Zylinderepithels. *Hinselmann* bezeichnete es als „Haut sui generis" zwischen Ektopie und originärer Portioschleimhaut. *Beato* und Mitarbeiter bezeichnen diese morphologisch eigenständige Gewebsstruktur als „Dritte Haut".

Bei den schnellen Umwandlungsprozessen, den regenerativen, reparativen und proliferierenden Vorgängen kann das junge zumeist metaplastische Plattenepithel nicht voll ausreifen. So kann man mit der *Schiller*schen Jodprobe sehr schnell den Glykogenmangel oder das Fehlen von Glykogen nachweisen. Das junge Epithel erscheint jodhell oder jodnegativ. Über längere Zeit gesehen wird dieser Differenzierungsprozeß aber nachvollzogen, so daß bei alten Umwandlungsterrains nur noch der Rand des Plattenepithels jodhell erscheint.

Das kolposkopische Bild der Umwandlungszone zu beschreiben, ist bei der bunten Mannigfaltigkeit der Bilder sehr schwer. Wir finden oft einzelne Etappen der Umwandlung, wie sie nachfolgend beschrieben werden, nebeneinander und in bunter Mischung.

Im kolposkopischen Bild sehen wir

— meist unregelmäßig verlaufende scharfe Grenzen zwischen Plattenepithel und Zylinderepithel mit sich zungenförmig vorschiebenden Plattenepithelterrains und Inseln von metaplastischem Plattenepithel

— von feinen Plattenepithelzungen netzförmig umwachsene Zylinderepithelinseln, die den Eindruck einer umgekehrten Felderung machen

— zahlreiche Drüsenöffnungen im Plattenepithel, aus denen sich — vor allem nach Essigsäureanwendung — pulsatorisch klarer Schleim entleert

— rupturierte Drüsen mit zerrissenen Rändern, leicht blutend, mit Epitheldefekten und grotesken Öffnungen

— Ovula nabothi in Ein- und Mehrzahl mit deutlich sichtbaren Gefäßen, in den oft sehr dünnen durchsichtigen Membranen, die unter dem Plattenepithel verlaufen und sich regelmäßig verzweigende Gefäßbilder zeigen. In Einzelfällen können diese Ovula nabothi so groß sein, daß sie die gesamte Portio deformieren und den Muttermund atypisch verdrängen

— weißlich stecknadelkopfgroße Areale, die bei unaufmerksamer Betrachtung als Felderungsbezirke imponieren können, in Wirklichkeit aber Plattenepithelzapfen sind, die in die präformierten Bindegewebskrypten und Drüsenöffnungen hineingewachsen sind.

Zusammenfassend kann gesagt werden, daß bei der jungen offenen Umwandlungszone das an der Oberfläche der Portio liegende Zylinderepithel ersetzt wurde und die Drüsenausführungsgänge noch offen sind. Wir sehen also die Portio von blaßrosa Plattenepithel bedeckt, in dem sich in unregelmäßigen Abständen die stecknadelgroßen Löcher der offenen Drüsen, aus denen sich eruptionsartig klarer zäher Schleim entleeren kann, befinden. Das Plattenepithel ist unregelmäßig getönt, die Gefäßmuster sind noch nicht deutlich ausgeprägt. Das Epithel ist vulnerabel und oft entzündlich infiltriert. Die *Schiller*sche Jodprobe zeigt einen jodhellen bis jodnegativen Befund. Bei der alten geschlossenen Umwandlungszone sind die Überhäutungsvorgänge weitgehendst abgeschlossen. Die Drüsenöffnungen sind geschlossen. Anstelle der Drüsen sind zahlreiche weißliche Epithelverdickungen erkennbar. Wir finden Retentionszysten verschiedener Größe mit den typischen Verzweigungsgefäßen, unter Essigsäure zum Teil noch unterschiedlich weißliche Bezirke und mit der *Schiller*schen Jodprobe alle Nuancen von jodpositiv bis jodnegativ. Lassen sich keine Zysten mehr nachweisen, so spricht man von der sekundär originären Portio, deren Epithel unter Essigsäure oft noch vom eigentlichen originären Epithel abgrenzbar ist. Dieses Plattenepithel der Umwandlungszone haftet fester auf dem Bindegewebsstroma des Zylinderepithels wie das der originären Portio. Das Plattenepithel der geschlossenen U-Zone ist durch das Einwachsen in die Drüsen und durch Zapfenbildung fest verhaftet. Außerdem sind in dieses Epithel vom Bindegewebe her intraepitheliale Papillen eingewachsen. Das Gefäßbild der Umwandlungszone ist höchstgradig variabel und schwierig zu beschreiben. Die typischen Gefäße der U-Zone, die unter dem Zylinderepithel im Stroma liegen, sind je nach Dicke des Epithels mehr oder minder sichtbar. Sie haben meist einen zum äußeren Muttermund ausgerichteten Verlauf. Sie verzweigen sich regelmäßig und haben dabei einen kontinuierlich abfallenden Durchmesser. In Beziehung zu den offenen Drüsen, zu den Plattenepithelinseln und den Retentionszysten können die Gefäße konzentrisch oder radiär angeordnet sein. Der Abstand der Gefäße ist sehr variabel und beträgt 0,04—0,2 mm. Kommen in einigen Arealen Netzwerkkapillaren vor, in anderen Haarnadelkapillaren, so sind die Verzweigungsgefäße doch die am häufigsten auftretende Gefäßform. Sie sind baumartig, büschelförmig, besenreiserartige und variköse Gefäße. Dabei sind Kaliberschwankungen, hervorgerufen durch rhythmische Verengungen und Erweiterungen möglich. Wir finden auch korkenzieherähnliche Gefäße, die aber ein vollkommen normales Verzweigungsbild zeigen. Die junge U-Zone ist meist stark vaskularisiert. Die oft vorkommende Begleitentzündung kann die Beurteilung sehr erschweren.

Die gefäßreiche U-Zone ist in allen Stadien der „Heilung" nachzuweisen. Sie ist auffällig durch die große Anzahl in die U-Zone einsproßender relativ großkalibriger Gefäße. Die Bestimmungskriterien sind die Wachstumsrichtung zum äußeren Muttermund hin und die baumartige Verzweigung der Gefäße bei gleichzeitig abnehmendem Gefäßdurchmesser. Unter Essigsäure lassen sich die Gefäße oft deutlich sichtbar machen, da das Epithel abblaßt. Die *Schiller*sche Jodprobe ist nicht eindeutig.

Zusammenfassend muß gesagt werden, daß die U-Zone das wichtigste Terrain an der Portio uteri ist. Von hier gehen in über 90% die Prozesse der Malignisierung aus. Auf dem Boden der Metaplasie und der Transformation werden hier die Weichen für ein normales Regeneratsepithel oder für die Stufenkanzerisierung gestellt. Hier auf dem Bindegewebsstroma des Zylinderepithels kann entweder ein normales Plattenepithel, ein dysplastisches Epithel oder ein ordinäres Karzinom entstehen.

4. Entzündliche, infektiöse und parasitäre Veränderungen an der Cervix uteri

Ein Spezifikum der gynäkologischen Entzündungen ist der Fluor. Die Kolposkopie leistet bei der Auffindung und der Diagnostik der Entzündungen einen wesentlichen Beitrag. Wie alle Epithelien reagiert auch das Epithel der Scheide und der Portio mit zwei grundsätzlich verschiedenen Reaktionen.

- von der partiellen bis zur totalen Abschuppung bis zur Ulkusbildung hin und
- durch hyperplastisches Wachstum.

Die Entzündungen sind meist nicht auf eine Epithelart beschränkt, sie betreffen Platten- und Zylinderepithel gleichermaßen.

Bei Entzündungen mit Abschuppung des Epithels ohne Ulzeration finden wir folgende kolposkopische Bilder: Die Portio ist mit einem leukorrhoischen Fluor bedeckt, dessen Konsistenz bei Trichomoniasis — und Kokkeninfektionen flüssig und schaumig ist. Bei Mykosen zeigt sich meist bröckelig-klumpiger Fluor.

Die Essigsäure-Anwendung hat hier nur einen säubernden Effekt. Die Kapillarreaktion bei Zylinder- und Plattenepithel ist gleich, d. h. die oberflächlichen Gefäße erscheinen erweitert und imponieren als dicke rote Punkte. Die Farbunterschiede zwischen Zylinder- und Plattenepithel können aufgehoben sein. Typisch ist die Exsudation am Apex der vasculären Achse.

Die *Schillersche* Jodprobe kann als Indikator für den Schweregrad der Entzündung gelten. Je mehr oberflächliche Zellschichten abgeschürft sind, desto jodnegativer ist das Terrain. Oft sieht man das Bild eines Leopardenfelles — gelbe Punkte auf braunem Untergrund. Bei sehr starken Entzündungen kann das Terrain jodnegativ sein, da die tiefen Zellagen noch kein Glykogen gespeichert haben. Nach erfolgreicher Entzündungsbehandlung wird das Epithel wieder normal strukturiert, während die Gefäßkriterien der Entzündung noch längere Zeit nachweisbar sind.

Bei Entzündungen mit Ulzeration ergibt sich folgendes Bild: Die Portiooberfläche kann vollkommen oder partiell von grauen Pseudomembranen bedeckt sein, bei deren Ablösung es zu flächenhaften Blutungen kommt. In der Ulzeration selbst zeigt sich das Bild der Erosia vera. Die nicht so stark betroffenen Areale zeigen das vorher beschriebene Bild der Entzündung ohne Ulzeration. Endzustände der Entzündungen können folgendes kolposkopisches Bild bieten: Residuen der Entzündungen sind die Sklerosen. Sie entstehen durch die Rückbildung der Gefäße, die das neugebildete Bindegewebe ursprünglich versorgt haben. Abhängig von der Zeitdauer des Bestehens der Sklerosen hat dieses wenig vaskularisierte Bindegewebe eine rosa-graue oder graue Farbe. Je nach Struktur und Dicke des sie bedeckenden Epithels bleibt die graue Zone nach Essigsäureanwendung bestehen und verschwindet nach der *Schiller*schen Jodprobe.

Oft ist das Epithel, das die Sklerose bedeckt, minderwertig und brüchig und damit leicht vulnerabel. Durch rezidivierende Entzündungsprozesse (einschließlich Zervixxissen bei Kürettagen und bei Geburten) kann es zu Strikturen und Stenosen des äußeren Muttermundes kommen. Eine typische Sonderform der Sklerosierung tritt als Nebenerscheinung der lokalen Strahlentherapie auf. In den Sklerosebezirken sind dabei häufig oberflächlich gelegene teleangiektatische brüchige Gefäße zu beobachten, die dem unerfahrenen Kolposkopiker Probleme bei der Einordnung bieten können.

Die andere Reaktion auf die entzündliche Noxe ist die Hyperplasie des Epithels. Sie führt zu einer Verdickung des Epithels um das zwei bis dreifache. Ein Extremfall ist dabei das Wuchern der konjunktiv-vaskulären Achsen beim Papillom. Im kolposkopischen Bild sehen wir bei der hyperplastischen Entzündungsreaktion folgendes Bild: Erhöhte oder warzenförmig aufgeworfene, unscharf begrenzte Areale, die sich nach Essigsäureanwendung deutlicher abheben. Bei Anwendung der *Schiller*schen Jodprobe zeigen sich unregelmäßig angefärbte Flächen. Manchmal können diese jodhellen Bezirke bei unaufmerksamer Beobachtung mit Leukoplakien (Keratosis) verwechselt werden, die aber leuchtend weiß und jodnegativ sind.

Eine Sonderform der Kolpitis ist die Kolpitis vetularum. Das kolposkopische Bild ergibt folgenden Befund: Die Portio ist blaßrosa und spiegelnd, in der Scheide findet sich meist ein trübes, übelriechendes und dünnflüssiges Sekret. Durch das dünne Epithel sehen wir neben den sehr häufig vorkommenden Netzwerkkapillaren zarte, regelmäßig verlaufende Gefäße, die innerhalb eines Plaques zentripedal auf einen Lymphfollikel zulaufen. Die *Schiller*sche Jodprobe zeigt ein jodhelles bis jodnegatives Epithel.

Die sehr häufig in der Schwangerschaft und bei oraler hormonaler Kontrazeption vorkommende Kolpitis ist meist herdförmig und erhält durch die gleichzeitig bestehende Lividität ein düsterrotes Aussehen. Eine seltene Sonderform der Kolpitis ist die Kolpitis emphysematosa, die zu gasgefüllten Zysten in den Epithelien der Portio und der Scheide führt.

Typisch für die Entzündungen ist die verstärkte Vaskularisation des Oberflächenepithels der Zervix. Die Haarnadelkapillaren können sich bis hoch in die Strompapillen ausdehnen und zeigen gleichzeitig zwei oder mehrere Kämme (Trichomoniasis) an der Spitze des Gefäßbogens. Diese Gefäße werden Doppelkapillaren genannt und werden als gabel-, geweih- oder kleeblattähnlich beschrieben. Sieht man direkt auf die Gefäßbögen, so ähnelt dieses Bild dem mikroskopischen Abbild von Diplokokken, da die Kapillarschlingen als regelmäßige rote nebeneinander gelagerte rote Stippchen imponieren. Bei starker entzündlicher Reaktion verringert sich die Interkapillardistanz durch die Erweiterung der Kapillaren und durch die steigende Zahl der funktionellen Endgefäße (*Johannisson*, *Kolstad*, *Söderberg*). *Zinser* und *Rosenbauer* halten dieses Bild der Papillargefäße für eine physiologische Variante der terminalen Gefäße unter originärem Epithel.

Besonders vielfältig ist das Gefäßbild bei der entzündeten Umwandlungszone. Das ohnehin schon vielgestaltige kolposkopische Bild von Verzweigungs-, Netzwerk- und Haarnadelgefäßen ist durch die bestehende Hyperämie ausgesprochen eindrucksvoll. Es kommt zum Aussprossen neuer Kapillaren aus den originären Kapillaren und aus den zuführenden Gefäßen wachsen neue Kapillaren in das entzündlich reagierende Areal hinein (*Kos*, *Lane*).

Typisch für die Entzündung ist, daß dieses Gefäßbild diffus ohne scharfe Abgrenzung zur Umgebung vorkommt. Das ödematöse Epithel ist durch die Gefäßreaktion stark gerötet. Unerfahrenen Untersuchern fällt die Deutung dieser Gefäßvermehrung auf der Grundlage der Entzündung nicht immer leicht, zumal sich das pathologische Gefäßbild vom Haarnadeltyp nur sehr schwer abgrenzen läßt. Unserer Meinung nach ist das initiale Stadium der Blutstrombahnreaktion praktisch identisch bei der Karzinomentwicklung und bei der Entzündung. Wir sehen den Unterschied darin, daß bei der benignen Entzündung das gesamte Kapillarnetz reagiert, wogegen bei der Stufenkanzerisierung scharf begrenzte Areale betroffen sind. Nach *Koller* und *Kolstad* ist bei der Stufenkanzerisierung die Interkapillardistanz vergrößert.

Die Unterscheidung zwischen akuter und chronischer Kolpitis wird an Hand der

Quantität des Fluors und seiner Beschaffenheit getroffen. Der erhebliche eitrige Fluor spricht für eine akute Entzündung. Unter den spezifischen Entzündungen macht die Gonorrhoe besonders im Kindesalter und im Senium kolposkopisch auffallende Bilder. Es scheint, daß die Gonokokken in diesem Lebensalter die Möglichkeit haben, in das Epithel einzudringen und dort Mikroabszesse zu verursachen. Auch während der Gravidität finden wir diese Bilder, die sich zu grotesken tumorösen und warzenähnlichen Gebilden steigern können. Die anscheinend atypische Gefäßentwicklung im Verein mit diesen Wucherungen führt dann auch oft zur Verdachtsdiagnose — Carcinoma cervics uteri in graviditate —. Die Tuberkulose an der Portio ist sehr selten. Sie verursacht scharfrandige, flache, wie ausgestanzt aussehende Ulcerationen mit erheblicher Blutungsneigung, die multipel auftreten können. Der luetische Primäraffekt an der Portio ist sehr selten. Er zeichnet sich durch sein solitäres Vorkommen aus, ansonsten kann er sehr dem tuberkulösem Ulcus ähneln. Die Differentialdiagnose wird durch den Abstrich des Reizsekretes relativ einfach.

Die Erosio vera bedeutet nichts anderes, als der Zustand des Verlustes des Epithelbelages. Wir finden sie in den meisten Fällen als traumatisch, iatrogen, entzündlich bedingt, in seltenen Fällen ist sie karzinomatös verursacht. Kolposkopisch sehen wir den epithelentblößten Bezirk sich tiefrot von seiner Umgebung abheben. Oft läßt sich am Rande ein Teil der abgerissenen Epitheldecke nachweisen. Die Abgrenzung von der Pseudoerosie zur Ektopie gelingt mit der Essigsäureprobe sehr einfach. Die Weißfärbung des Zylinderepithels fällt natürlich bei der Erosio vera weg. Das Bindegewebsstroma der Erosio vera reagiert nicht. Wegen der Möglichkeit der karzinomatösen Genese der Erosio vera ist eine intensive Kontrolle nach entsprechender Entzündungsbehandlung notwendig. Kolposkopisch sind folgende Gesichtspunkte besonders zu beachten:

- Beurteilung der Randbezirke der Erosio vera unter besonderer Berücksichtigung des Gefäßbildes
- Beurteilung des Niveaus der Erosio vera gegenüber der Umgebung
- Beurteilung der Oberfläche und Struktur der Erosio vera
- Beurteilung der Farbe und der Konsistenz des Grundes der Erosio vera.

Die nicht karzinomatöse Erosio vera zeigt in ihrer Umgebung keine atypischen Veränderungen, wie Grund (Punktierung) Felderung (Mosaik) und Leukoplakie (Keratosis). Sie liegt im Niveau des Epithels und zeigt eine gleichmäßige Oberfläche. Das Kolorit ist diffus rot, es lassen sich keine gelblichen oder glasigen Bezirke nachweisen. Das Gefäßbild entspricht dem normalen Bindegewebe ohne Anzeichen der Atypie. Diese Form der Erosio vera ist ein passagerer Befund und heilt unter entsprechender Therapie ab.

Die Erosio vera carcinomatosa dagegen zeigt in ihrer Umgebung oft kolposkopisch suspekte Epithelbezirke (Grund = Punktierung, Felderung = Mosaik, Leukoplakie = Keratosis, atypische Gefäße). Sie liegt deutlich unter dem Niveau ihrer Umgebung. Die Oberfläche der Erosio selbst ist oft mit einer Gebirgslandschaft zu vergleichen. Das Kolorit ist gelblich oder weist zumindest intensiv gelbliche Herde auf. Im Stroma finden sich atypische Gefäße verschiedener Form. Bei dem geringsten Zweifel sollte sofort eine histologische Klärung herbeigeführt werden.

5. Kolposkopisch suspekte Befunde – atypische Umwandlungszone

5.1. Die atypische Umwandlungszone (im engeren Sinne)

(Atypische Umwandlungszone *Glatthaar*, abnorme Umwandlungszone *Hinselmann*, ungewöhnliche Umwandlungszone *Mestwerdt*, *Wespi*, verdächtige Umwandlungszone *Ganse*)

Unter dem Begriff der atypischen Umwandlungszone und seiner Synonyme wird eine Unzahl von pathologischen Befunden zusammengefaßt, die oft übersehen werden, da sie in ihrer Ausdehnung und in ihrer Prägnanz nicht sofort auffallen. Des weiteren zählen auch Befunde dazu, die nicht den *Hinselmann*schen klassischen „Matrix"-Bezirken zugeordnet werden können.

Als Kriterien der atypischen Umwandlungszone werden von den einzelnen Autoren sehr unterschiedliche Befunde angegeben. So zählt *Glatthaar* die reichhaltige Vaskularisation mit atypischem Gefäßverlauf, die geringe Transparenz des Epithels mit opakem, grau-weißlichem bis gelblichem Kolorit zu diesen Kriterien.

Burkhardt sieht einen verwaschenen Farbton, Jodnegativität bei scharfer Grenze zum normalen Epithel als bedeutend an.

Nach *Ganse* und *Holtorff* ist ein essigweißes Epithel, Felderungsareale und Papillenbildung mit Korkenzieher-Kapillaren, verhornte oder weißliche „Drüsenöffnungen" bei Niveauunterschieden und Jodhelligkeit bis Jodnegativität suspekt. Sehr schwierig ist dabei die Abgrenzung entzündlicher Prozesse mit den verschiedenen Formen der Epithelproliferation und der Deutung der verschiedenartigen Vaskularisationen. Auch Farbtonabweichungen können bei Entzündungen durch Gewebsödem und kleinzellige Infiltration auftreten.

Eine atypische Umwandlungszone unterscheidet sich offenbar von der normalen Umwandlungszone, dadurch, daß es offenbar primär zu einer fehlerhaften Differenzierung bei der metaplastischen Regeneration bis hin zur endgültigen Transformation gekommen ist.

Wir können in der atypischen Umwandlungszone neben kleinen, primär meist übersehenen, klassischen „Matrix"-Bezirken eine auffällige vermehrte Gefäßzeichnung mit Veränderungen im Gefäßbild, wie sie sich in Form von Kaliberschwankungen der Gefäße, adaptiver Gefäßhypertrophie, Korkenzieherkapillaren, Haarnadelgefäßen und zahlreichen langgestreckten, dünnkalibrigen, oft parallel verlaufenden, nicht verzweigenden Gefäßen äußert, sehen.

Hinzu kommen Epitheldefekte, Niveaudifferenzen mit wallartigen Begrenzungen und Papillenbildungen, verhornte und weißlich umrandete „Drüsenöffnungen" sowie grauweißliche Verfärbung des Epithels nach Essigsäure-Applikation.

Coppleson, *Pixley* und *Reid* teilen die atypische Umwandlungszone (atypical transformation zone) in drei Grade ein:

1. Flaches weißliches Epithel mit oder ohne feinkalibrige Gefäße
2. Flaches weißes Epithel mit oder ohne grobkalibrige irreguläre Gefäße
3. Sehr weißes Epithel mit grobkalibrigen und knäueligen Gefäßen, unregelmäßiges Oberflächenrelief — papilläres Epithel.

Nach *Hk. Bauer* sind die folgenden Kriterien für die atypische Umwandlungszone wichtig:

— essigweißes Epithel, das im Unterschied

zur Leukoplakie (Keratosis) nur unter Essigsäureeinwirkung weiß erscheint

- offene „Drüsen" mit rotem Grund im essigweißen Epithel, häufig mit weißlichem Verhornungsrand, aber auch mit rotem Rand muldenförmig vertieft oder wie Handschuhfinger papillär vorspringend
- kleine Erosionen, Mosaik, Punktierung, Leukoplakie (Keratosis)
- alle Formen von Gefäßatypien (Haarnadelkapillaren, Korkenzieherkapillaren, Kaliberschwankungen, bizarre und abgerissene Gefäße)
- Niveauunterschiede

Im übrigen sollten seiner Ansicht nach größere Bezirke von Punktierung, Mosaik und Leukoplakie (Keratosis) diesen Befunden zugeordnet werden und in diesen Fällen nicht der Begriff atypische Umwandlungszone verwandt werden.

Uns erscheint das Problem vor allem in der Erkennbarkeit und Diagnose der atypischen Verzweigungsgefäße zu liegen. Sie sind schon von *Hinselmann* und später unter anderem von *Kirsch* und *Rieck* beschrieben worden. Ihre Eigentümlichkeit liegt vor allem in der Starrheit, Monotonie und Gleichförmigkeit des Gefäßbildes.

5.2. Die Leukoplakie (Keratosis)

Der erste von *Hinselmann* postulierte klassische „Matrix"-Bezirk ist die Leukoplakie — der weiße Fleck. Schon von *Hinselmanns* Lehrer von *Franque* aus dem makroskopischen Bild erkannt und damals als Präkanzerose beschrieben, ist sie auch in der heutigen kolposkopischen Diagnostik schwer einzuordnen. In ihr und unter ihr können sich neben gutartigen proliferativen Prozessen auch Manifestationsformen der Vor- und Frühformen des Zervixkarzinoms befinden. Die Beurteilung der Leukoplakie (Keratosis) in ihrer malignen oder benignen Potenz hängt von ihrem Sitz, ihrem Aussehen, ihrer Beschaffenheit sowie auch von ihrer Abgrenzung zum umgebenden Gewebe ab. Unter diesem Sammelbegriff der Leukoplakie (Keratosis) sind die verschiedensten Befunde zusammengefaßt. Wir finden einmal ölfarbenklecksähnliche weiße Flecken, die solitär oder multipel vorkommend, Teile der Portio, die Portio bis hin zum Scheidengewölbe bedecken können. Dabei liegen die Leukoplakien (Keratosis) immer über dem Niveau der umgebenden Schleimhaut und bestehen aus Parakeratose- bzw. Hyperkeratoseschichten des Epithels, die auf Grund des hohen Proteingehaltes, der Schichtdicke und der Kerndichte eine verminderte Transparenz haben. Da diesem Epithel das Glykogen vollkommen fehlt, kommt es bei der *Schiller*schen Jodprobe zu keiner Anfärbung. Bei der Essigsäureanwendung verändert sich das Aussehen meist nicht. Viele Leukoplakien (Keratosis) sind leicht ablösbar und vulnerabel, so daß sich das kolposkopische Bild innerhalb weniger Tage sehr verändern kann. Wegen der fehlenden Transparenz der Leukoplakien (Keratosis) ist das Gefäßbild derselben erst nach der Entfernung der Para- oder Hyperkeratosen beurteilbar. Wir sehen oft atypische Gefäße im Sinne der atypischen Haarnadelgefäße. *Hinselmann* beschrieb diesen Befund unter dem Begriff des *Grundes* der Leukoplakie. Manchmal sind auch Felderungsstrukturen (Mosaik-) unter den Leukoplakien (Keratosis) nachzuweisen. Die histologische Untersuchung der leukoplakischen Areale ergibt Bilder von benignem hypertrophem abnormem Epithel über die Stufen des dysplastischen Epithels bis zum ordinären Karzinom. Die Leukoplakie (Keratosis) ist der Befund, der in der kolposkopischen Beurteilung stärker noch als in der zytologischen Bewertung große Fehlermöglichkeiten bietet. Das kolposkopische Bild der Leukoplakie (Keratosis) finden wir bei 1—4% der Patienten. Es ist versucht worden, durch eine Einteilung der Leukoplakie (Keratosis) in verschiedene Formen über den Malignitätsindex Aussagen zu machen.

5.2.1. Die zarte Leukoplakie (Keratosis)

Sie ist meist eine sehr dünne zarte Auflagerung von hyperkeratotischen Zellen auf der Portio, die oft bei Jugendlichen auftritt. Dort besteht sie meist jahrelang, hat keine maligne Potenz und ist als entzündliches Proliferationsgeschehen aufzufassen. Auch beim Prolapsus vaginae et uteri stellen sich Leukoplakien (Keratosis) dar, die dort ein Ausdruck der Anpassung des Epithels an die veränderten Umweltbedingungen sind und anscheinend auch keine maligne Potenz besitzen.

5.2.2. Die einfache Leukoplakie (Keratosis)

Sie ist ein relativ häufiger Befund und tritt solitär oder multipel auf. Oft ist sie leicht abwischbar. Man sieht dann im kolposkopischen Bild den Grund (Punktierung) oder die Felderung (Mosaik). Histologisch finden sich meist die verschiedenen Stufen der Dysplasie.

5.2.3. Die schollige Leukoplakie (Keratosis)

Sie bietet im kolposkopischen Bild den Eindruck einer zerklüfteten oder zerrissenen Hornfläche und läßt oft eine Art grober Felderung erkennen. Sie ist oft der Indikator für karzinomatöse Veränderungen und bedarf der sofortigen histologischen Klärung. Häufig ist die Kombination mit Felderung (Mosaik) und Grund (Punktierung). Eine Sonderform der Leukoplakie stellen die leukoplakischen Randbeläge der ordinären Karzinome dar.

5.2.4. Die grobe Leukoplakie (Keratosis)

Der von verschiedenen Autoren gebrauchte Begriff der groben Leukoplakie entspricht im Großen und Ganzen der scholligen Leukoplakie. Die grobe Leukoplakie hebt sich teils warzenförmig, teils papillenartig aus ihrer Umgebung hervor. Histologisch findet sich meist, vor allem bei erhöhter Blutungsneigung, ein Karzinom.

Eine große Zahl der zarten und einfachen Leukoplakien bilden sich in Jahren wieder zurück. Zusammenfassend kann gesagt werden, daß die Leukoplakie sicher keine obligate Präkanzerose ist, aber ein wichtiger Indikator für eine vertiefte kontrollierende Beobachtung und vertiefende Diagnostik.

5.3. Der Grund (Punktierung)

Nach *Hinselmann* wurde der Grund der Leukoplakie kurz „Grund“ genannt, als Bezirk atypischen Epithels definiert, der seines leukoplakischen Deckschildes beraubt ist. Heute weiß man, daß das kolposkopische Bild des Grundes auch ohne Leukoplakie auftritt.

Hinselmann und andere sahen den Grund als Basis der Leukoplakie, typisiert durch die deutlich hervortretenden Papillargefäße, das deutlich mehr gelblich bis rosa zur Umgebung veränderte Kolorit, die deutliche Abgrenzung dieses Terrains meist unter dem Umgebungsniveau, die weißliche Verfärbung nach Essigsäureanwendung und die Jodnegativität nach der *Schiller*schen Jodprobe.

Glatthaar stellte vor allem als Kriterien die leicht vertiefte Fläche des Grundes mit den deutlich ins Auge springenden roten Punkten der oberflächlich liegenden Kapillarschlingen des Bindegewebes, die bei Berührung leicht bluten, im gelblichen Kolorit heraus.

Cramer beschrieb den Grund als weiß bis gelblich verfärbten Bezirk mit roter durch die Kapillarschlingen hervorgerufener Tüpfelung. Heute sehen viele Autoren (*Ganse, Mestwerdt, Wespi, Zinser, Coupez, Kolstad, Limburg, Koller, Kos, Coppleson, Hk. Bauer, Stafl*) das kolposkopische Bild des Grundes (Punktierung) als Produkt einer atypischen Metaplasie des ektopischen Zylinderepithels an, bei der das metaplastische, atypische Plattenepithel alle Falten und Einsenkungen der Umwandlungszone ausfüllt und nur die Papillen der ehemaligen Ektopie „überleben“. Bei der verstärkten Proliferation des Epithels mit entsprechender Kompression der Papillen dilatieren die Gefäße und proliferieren zur Oberfläche hin. Dabei vergrößert sich im Prozeß der fortschreitenden Kanzerogenese, im Gegensatz zum Bild der Entzündung, die Interkapillardistanz. Die Bezeichnung Grund (Punktierung) muß also heute als Sammelbegriff für alle Befunde, die dem zuerst von *Hinselmann* beschriebenen Befund ähneln, ohne daß es sich um eine nosologische Einheit handelt, aufgefaßt werden. Entsprechend dem Atypiegrad des Epithels lassen sich die kolposkopischen Befunde des Grundes wie folgt klassifizieren:

5.3.1. Der zarte Grund (Punktierung)

Er tritt meist erst nach Essigsäureanwendung zu Tage. Das histologische Substrat ist ein glykogenfreies noch unreifes metaplastisches Epithel ohne maligne Potenz. Wir sehen im kolposkopischen Bild eine plane Fläche, die sich nach Betupfen mit 3%iger Essigsäure weißlich verfärbt, gegenüber der Umgebung scharf abgegrenzt ist ohne daß Niveauunterschiede bestehen. Dieses Areal ist unter der *Schiller*schen Jodprobe jodnegativ. In gleichmäßigen Abständen sieht man im auffallenden Licht die Kapillarbögen der Papillargefäße wie rote Punkte aufleuchten — Punktierung. Nach *Hk. Bauer* ist dieses Bild oft bei jungen Frauen mit Ovarialinsuffizienz, bei der Gabe von Kontrazeptiva und bei Frauen in der Menopause zu sehen.

5.3.2. Der einfache Grund (Punktierung)

Im kolposkopischen Bild sind deutlich gegenüber der Umgebung scharf abgegrenzte Bezirke erkennbar, die im Niveau oder tiefer liegen und deren weißliches und gelbliches Kolorit, manchmal auch rötlich, die roten Punkte der Kapillarbögen zeigt, deren Abstand untereinander variieren kann. Unter Essigsäure blaßt dieses Epithel etwas ab. Die Kapillarbögen verändern sich nicht. Auch diese Form des Grundes ist eindeutig jodnegativ.

5.3.3. Der papilläre Grund (Punktierung)

Unter diesem kolposkopischen Bild finden wir das stark veränderte pathologische Epithel bis hin zum Karzinom. Die Areale des papillären Grundes sind meist scharf zur Umgebung abgegrenzt. In den abgesetzten Bezirken können wir erhabene Papillen finden, die wie warzenartige Höcker hervortreten. Die Papillargefäße erscheinen aufgeknäuelt, die Kapillarabstände sind deutlich weiter und unregelmäßig. Das glasige gelbliche Kolorit des papillären Grundes tritt deutlich hervor, unter Essigsäureanwendung erscheint es deutlich weißer. Eine Gefäßreaktion bei der Essigsäureanwendung ist nicht zu beobachten. Auffällig ist, daß dieses hochgradig atypische Epithel bei der Anwendung der *Schiller*schen Jodprobe oft eine verwaschene Jodhelligkeit zeigt. In manchen Formen des Grundes finden wir die von *Cullen* beschriebenen „fingerlike prozessus". Die korkenzieherartig gewundenen Gefäße in dem unebenen Terrain sind oft bizarr geformt und verschlungen. Manchmal sehen wir auch Haarnadelkapillaren, die parallel zur Oberfläche verlaufen und aus deren Gipfelbögen sozusagen sekundäre Korkenzieherkapillaren entspringen.

Im Unterschied zum Bild der Entzündung mit der Gleichförmigkeit der Veränderungen im gesamten Gebiet können wir folgende typische Merkmale des Grundes festhalten:

— ein verändertes Kolorit (statt einer dunkel bis düsterroten Verfärbung der Entzündung finden wir ein rosa-gelbes-weißes Kolorit)

— Essigsäureanwendung (unter Essigsäureanwendung wird die Farbe dieses Terrains zum Weißen hin verschoben)

— *Schillersche* Jodprobe (nach Anwendung der Jodprobe läßt sich eindeutig ein scharf begrenzter jodnegativer bis jodheller Bezirk diagnostizieren)

— Das Niveau (je nach Schweregrad der Pathologie des Grundes finden wir plane Bezirke, Areale unter dem allgemeinen Niveau und polypös erhabene Areale)

— Das Gefäßbild (entsprechend dem Atypiegrad des Grundes können wir die verschiedensten Stadien der Kapillarschlingenbildung beobachten. Wir sehen auf engstem Raum neben normalen Gefäßen Varikositäten der abführenden Schenkel, Körbchen, Keulen bis glomerulusähnliche Kapillarschlingen. In anderen Bezirken sehen wir Haarnadel- oder Korkenzieherkapillaren, aus denen sich sekundäre Schlingen von Gefäßen bilden können)

— Befundkombination (innerhalb dieser Areale oder nebeneinander deutlich von der normalen Umgebung abgegrenzt finden sich oft andere pathologische kolposkopische Befunde wie die verschiedenen Formen der Leukoplakie (Keratosis) und Felderung (Mosaik)

5.3.4. Der kleinfeldrige Grund (*Hinselmann*) (Punktierung)

Bildet der papilläre Grund meist das Übergangsstadium zum karzinomatösen Exophyten, so handelt es sich beim kleinfeldrigen Grund nach *Hinselmann* schon eindeutig um ein Karzinom. Er beschreibt diesen Befund wie folgt: „Es sind kleinfeldrige Veränderungen, die sich innerhalb eines Grundbezirkes finden, so daß man nicht weiß, soll man von Felderung (Mosaik) oder von Grund sprechen. Die kleinen Felder haben einen gelblichen Farbton und entsprechen Nestern wilden Epithels“.

5.4. Die Felderung (Mosaik)

Hinselmann sah in der Felderung (Mosaik) den dritten klassischen Matrixbezirk. Seiner Meinung nach ist das Bild der Felderung eng mit der Leukoplakie (Keratosis) verknüpft. Er beschrieb das kolposkopische Bild der Felderung als Areale mit gelblichweißen polygonalen kleinen Feldern, die aus Blocks atypischen Epithels bestehen und in Beziehung zu den „Drüsen“ der Umwandlungszone stehen. Diese Felder, die ohne Gefäße sind, werden von gefäßführenden dicht zusammengedrängten Strompapillen begrenzt, die histologisch kleinzellig infiltriert und von dünnem Epithel bedeckt sind.

Er sah aber auch kolposkopische Bilder, bei denen in der Mitte der einzelnen Felder weißlich bis gelblich umrandete „Drüsen“-öffnungen zu sehen waren.

Die Felderung ist nach Anwendung 3%iger Essigsäure deutlicher vom Normalepithel abgrenzbar, da die Felder deutlich weißer werden und die roten Punkte und Linien der Gefäße in den Begrenzungen der Felder deutlicher hervortreten. Bei der Anwendung der *Schiller*schen Jodprobe sind die Felderungsareale eindeutig als jodnegatives Terrain zu erkennen.

Schon *Hinselmann* glaubte in dem kolposkopischen Bild der Felderung ein Terrain zu sehen, das durch indirekte Metaplasie aus den subzylindrischen Epithelzellen der Ektopieschleimhaut entsteht und bei deren Entwicklung zuerst die „Drüsen“ durch die Blockbildung des atypischen Epithels verloren gehen. *Kolstad* und *Stafl* sehen wie er die Felderung als das Produkt einer atypischen Metaplasie an, bei dem verschiedene Stadien durchlaufen werden. Das erste Stadium mit überaus großer Regressionstendenz ist die umgekehrte Felderung. Dieses relativ selten zu beobachtende Stadium — da es sehr schnell durchläuft — entsteht durch den Wachstumsdruck des atypischen Epithels. Im Weiteren wird auf diesen Befund näher eingegangen. In den nächsten Stadien erhöht sich der Wachstumsdruck der atypischen Epithelblocks, die die Gefäße der Strompapillen zu einem korbähnlichen Netzwerk zusammenpressen und -schieben.

Die Felderung (Mosaik) umfaßt eine große Anzahl differenter Befunde, die von den verschiedensten Untersuchern beschrieben und benannt wurden. Gemeinsam sind diesen Befunden folgende Kriterien:

— das Vorliegen runder, quadratischer, rhombischer, länglicher, bizarrer, großer oder kleiner Felder, die als einförmiges oder Mischbild vorkommen können

— die Begrenzung der Areale des atypischen Epithels durch Bindegewebssepten, in denen die ehemals gleichförmig angeordneten Gefäße zusammengepreßt sind,

Diese Gefäße können senkrecht oder parallel zur Oberfläche verlaufen und mehr oder weniger in Form und Durchmesser pathologisch verändert erscheinen.

— bei Anwendung 3%iger Essigsäure werden die Felder deutlich weißer und der kolposkopische Befund wird klarer.
— bei Anwendung der *Schiller*schen Jodprobe sind die Felderungsareale jodnegativ, sehr selten jodhell.

Das Gefäßbild der Felderung ist sehr vielfältig. Wir können neben feinen haarförmigen auch relativ grobe und dilatierte Gefäße beobachten, die regelmäßig oder unregelmäßig im Bindegewebe angeordnet sind. Ein wesentlicher Indikator für den Atypiegrad des Epithels stellt die Interkapillardistanz dar. Je größer die Interkapillardistanz, hervorgerufen durch das Verschwinden von Stromapapillen, desto höhergradig die Pathologie des Epithels. Bei der Beschreibung der „Felderungsgefäße" finden wir Reihen von haarnadelähnlichen Kapillaren, die manchmal irregulär verlaufen, manchmal parallel zur Oberfläche ziehen. Man kann bei einigen Befunden miteinander anastomosierende Gefäße sehen, die oft bis dicht unter die verdünnte Epithelfläche hochgeschoben sind. Durch Gefäßuntersuchungen konnte festgestellt werden, daß die im Kolposkop oft als grade Striche erscheinenden Gefäße eine wellenförmige, bucklige Form, bedingt durch die teilweise Ektasie der Gefäßwände, haben. In der folgenden Beschreibung der verschiedenen Formen der Felderung ist versucht worden, durch die Reihenfolge der beschriebenen Befunde auf den Atypiegrad des Epithels hinzuweisen.

5.4.1. Die umgekehrte Felderung (Mosaik)

Wie schon ausgeführt, ist die umgekehrte Felderung ein relativ selten zu beobachtender Befund, der nur sehr bedingt in die Rubrik „Felderung" einzuordnen ist. Nach verschiedenen Autoren ist sie der kolposkopisch erkennbare Ausdruck der atypischen metaplastischen Umwandlung im Anfangsstadium. Wahrscheinlich ist in diesem Stadium die Blutversorgung sehr intensiv. Im Gegensatz zur echten Felderung zeigen sich vor allem nach Anwendung von 3%iger Essigsäure polygonale bis rundliche rötliche Felder, hervorgerufen durch Stromapapillen, die sich zur Oberfläche emporwölben.

Diese „umgekehrten Felder" werden von weißen Strängen gefäßlosen metaplastischen Epithels begrenzt. Man findet dieses kolposkopische Bild manchmal in der Gravidität oder bei Mädchen in der Pubertät.

5.4.2 Die zarte Felderung (Mosaik)

Findet man das kolposkopische Bild der zarten Felderung, so kann von vornherein auf eine nur geringe Atypie geschlossen werden. Sie läßt sich meist oft in großen Portiobezirken bei sehr jungen Frauen und bei Frauen mit ovarieller Insuffizienz, jetzt in der Zahl steigend bei Patienten, die die hormonale Kontrazeption anwenden, nachweisen. Im kolposkopischen Bild sehen wir zarte, ohne Essigsäureanwendung, kaum sichtbare kleine, ziemlich uniforme rundliche oder rhombische Felder, die durch die roten Linien der Gefäße begrenzt werden. Bei Normalisierung der hormonalen Situation verschwinden diese oft jahrelang bestehenden Befunde sehr schnell.

5.4.3. Die einfache Felderung (Mosaik)

Der Befund der einfachen Felderung beschreibt im Niveau der Schleimhaut liegende Felder, die deutlich erkennbar und meist gleichmäßig geformt sind. Das Gefäßbild der Begrenzung ist ruhig und gleichförmig, die Interkapillardistanz ist nicht deutlich vergrößert und es finden sich keine besonderen Gefäßatypien. Histologisch sehen wir oft bei diesem kolposkopischen Bild eine leichte bis mäßige Dysplasie.

5.4.4 Die erhabene Felderung (Mosaik)

Bei der erhabenen Felderung fällt im kolposkopischen Bild sofort das unregelmäßige, über das Niveau der normalen Schleimhaut hinausragende atypische Epithel auf. Nach Essigsäure hat man den Eindruck, daß diese Felder, weißer werdend, noch mehr hervorquellen. Die gefäßlosen Felder zeigen oft ein glasiges, verwaschenes Aussehen.

5.4.5. Die verhornte, erhabene Felderung (Mosaik)

Die verhornte, erhabene Felderung unterscheidet sich zu dem vorher beschriebenen Befund durch das teilweise exzessive Vorkommen von parakeratotischen Auflagerungen, die deutlich über die Oberfläche hinausragen. Dieser Befund kann so ausgeprägt sein, daß er vom Bild der scholligen Leukoplakie (Keratosis) kaum zu unterscheiden ist. Das histologische Substrat dieser Befunde ist meist ein Ca. in situ oder ein frühinvasives Karzinom.

5.4.6. Die Hütchenfelderung (Mosaik)

Dieser extrem seltene, von *Hinselmann* beschriebene Befund sei der Vollständigkeithalber hier mit aufgeführt. Man könnte ihn als eine Variante der verhornten, erhabenen Felderung bezeichnen. Im kolposkopischen Bild sieht man jedem einzelnen erhabenen Feld einen kleinen Hornkegel, wie ein Hütchen aufsitzen.

5.4.7. Die gelbe erhabene Felderung (Mosaik)

Bei der gelben erhabenen Felderung sind die deutlich gelblich kolorierten Felder von erhabener Form und springen unterschiedlich über die Oberfläche des umgebenen Epithels vor. Die verwaschenen Konturen, das glasige Aussehen der Felder und die manchmal vorkommende Jodhelligkeit sind vom kolposkopischen Bild her ein dringender Hinweis auf ein Karzinom.

5.4.8. Die bizarre Felderung (Mosaik)

Der Name bizarre Felderung findet seine Begründung in den oft bizarren Formen und Größen der Felder, die teilweise ineinander übergehen können. Man sieht neben erhabenen Feldern, Areale mit Verhornungstendenz. Das Gefäßbild ist oft vielfältig und bunt. Wir finden zum Teil dilatierte Gefäße, die in verschiedene Richtungen verlaufen können. Die bizarre Felderung ist oft ein Nebenbefund oder ein Randbelag ordinärer karzinomatöser Ulzerationen oder Exophyten.

5.4.9. Die Muldenfelderung (Mosaik)

Im Unterschied zu anderen schon beschriebenen Felderungsformen entwickelt sich das pathologische Epithel der Muldenfelderung mehr in die Tiefe, so daß die Felder unter der Epithelfläche des normalen umgebenen Epithels liegen. Bei der Muldenfelderung sind auch in den Mulden liegende „Drüsen"-öffnungen beschrieben worden. Das Gefäßbild ist nicht auffällig oder besonders suspekt. Bei diesem kolposkopischen Befund ist große Vorsicht geboten, da durch die vorliegende Wachstumsrichtung des Epithels schon ein infiltrierend wachsendes Karzinom vorliegen kann, ohne das die Gefäße eine Warnfunktion ausüben.

5.5. Kombinationsformen von Leukoplakie, Grund und Felderung (Keratosis, Punktierung und Mosaik)

Während verschiedene Untersucher das Vorliegen von Kombinationsformen in die Gruppe der atypischen Umwandlungszone — Transformationszone zuordnen, erscheint anderen gerade die Kombination der „Matrix"bezirke als ein wichtiges Indiz für das Vorliegen grober pathologischer Veränderungen.

Diese kolposkopischen Bilder sollten nicht nur zytologisch kontrolliert, sondern histologisch abgesichert werden. Die eingehende Beschreibung der kolposkopischen Bilder der Einzelbefunde erübrigt die Darstellung des kolposkopischen Bildes der Kombinationsformen. Es erscheint außerdem unmöglich, die bunte Vielfalt dieser Kombinationen auch nur annähernd verbal zu fixieren.

6. Die Erosio vera

Als Erosio vera bezeichnen wir den Epitheldefekt auf einem umschriebenen Bezirk der Portio cervicis uteri. Das kolposkopische Bild ist eindeutig. Wir sehen diesen Bezirk diffus rot bis dunkelrot ohne Lichtreflexe des auffallenden Lichtes nachweisen zu können. Bei Anwendung von Essigsäure zeigt sich keine Farbveränderung, da ja das sonst reagierende Epithel fehlt. Man sieht im Gebiet der Erosio vera diffuse Blutungen, die sich bei Kontakt mit dem vulnerablen Bindegewebe verstärken. Die Abklärung der Genese der Erosio vera ist unbedingt erforderlich. Bei Heranziehung folgender Kriterien kann ein Karzinom von einem Artefakt oder von einem mechanischen Insult unterschieden werden:

- das Niveau der Erosio vera zur Umgebung
- das Oberflächenrelief der eigentlichen Erosio
- das Kolorit
- das Gefäßbild in der Erosio vera
- die Beschaffenheit und die Gefäßversorgung der Randbezirke der Erosio vera

Bei der Erosio vera non carcinomatosa finden wir das Niveau des Defektes praktisch annähernd im Schleimhautniveau. Die Oberfläche der Erosio ist in sich plan ohne Niveauunterschiede. Das einheitlich rote Kolorit wird manchmal von blutig fibrinösen Auflagerungen oder von gleichmäßig angeordneten gelblich durchschimmernden Lymphfollikeln unterbrochen, die als Zeichen des längeren Bestehens der Erosio zu deuten sind und die Beurteilung erschweren. Das Gefäßbild des freiliegenden Bindegewebsstromas entspricht den ruhigen Gefäßbildern, wie sie bei der originären Portio beschrieben wurden, wobei die Eigenfarbe der Gefäße durch den fehlenden Epithelüberzug verstärkt erscheint. An den Randbezirken der Erosio vera non carcinomatosa lassen sich oft abgeklappte oder abgerissene Epithellagen nachweisen. Der Rand dieser Erosio zeigt keine Wulstbildung und keine Unterminierung. Nach entsprechender Behandlung heilt die Erosio vera non carcinomatosa sehr schnell ohne Defektbildung ab.

Die Erosio vera carcinomatosa zeigt schon bei der Beurteilung des Niveaus der normalen Umgebung die ersten auffälligen Befunde. Das Niveau der Erosio vera carcinomatosa ist ulzerös vertieft oder es ragt exophytisch über die normale Schleimhaut hinaus. Da auch beide Befunde nebeneinander vorkommen, ist das Oberflächenrelief der Erosio vera carcinomatosa mit einer Gebirgslandschaft vergleichbar. Im kolposkopischen Bild erscheint das Gewebe zerreißlich und mürbe, bei einem gelblichen in der Intensität wechselnden Kolorit. Die in sehr variablen Formen vorkommenden atypischen Gefäße sind der Indikator für den Karzinomverdacht.

Der Rand der Erosio vera carcinomatosa ist oft erhaben, manchmal erscheint er zerfressen und unterminiert. Das umgebende Epithel ist oft im Sinne der klassischen „Matrixbezirke“ oder der atypischen Umwandlungszone im engeren Sinne mit ihren entsprechenden Gefäßbildern verändert. Das kolposkopische Bild erlaubt hier schon mit hoher Sicherheit die Vorausdiagnose auf das Karzinom.

7. Das Karzinom

Wie aus dem Vorangegangenen klar ersichtlich, kann sich unter den verschiedenen pathologischen Veränderungen des Plattenepithels der Portio, die wir kolposkopisch als atypische Umwandlungszone (Transformationszone), Leukoplakie, (Keratosis), Grund (Punktierung) und Felderung (Mosaik) beschrieben haben, einmal eine relativ niedrige Stufe im malignen Transformationsgeschehen oder ein anderes Mal ein fertiges Karzinom verstecken. Bei dem Versuch der Gliederung der kolposkopischen Befunde, die dem Karzinom entsprechen, können wir drei große Gruppen fixieren.

Kolposkopische Befunde, die histologisch dem Karzinom entsprechen.

1. **Grobe Formen der „Matrix“bezirke**
1.1. Schollige Leukoplakie (Keratosis)
1.2. Papillärer Grund (grobe Punktierung)
1.3. Erhabene, erhabene verhornte, gelbe Felderung (grobes Mosaik)
1.4. Atypische Umwandlungszone (Transformationszone)
1.5. Kombinationsformen von 1.1. bis 1.3.
2. **Präklinische frühe Karzinomformen**
2.1. Präklinisches exophytisches Karzinom
2.2. Präklinisches endophytisches Karzinom
2.3. Adeno- und anaplastisches Karzinom
3. **Das ordinäre Karzinom**

Die erste Gruppe der kolposkopischen Befunde, deren histologisches Substrat ein Karzinom ist, wurde in den vorangegangenen Abschnitten eindeutig beschrieben.

Im folgenden soll auf die Gruppe 2 eingegangen werden. Das unter 2.1. geführte präklinische exophytische Karzinom ist gekennzeichnet durch seine teilweise erhebliche Niveaudifferenz zur umgebenden normalen Schleimhaut. Das glasige gelblichweiße bis gelblich-braune Kolorit, die teils erdbeerartige Oberfläche, hervorgerufen durch gelbliche Punkte der tiefen Karzinomnester und diffuse Blutungsneigung lassen relativ einfach die richtige Diagnose stellen. Vor allem die wie gekocht aussehende Gewebsmasse nach Anwendung 3%iger Essigsäure und die auf der Oberfläche liegenden bizarren Gefäße unterschiedlichen Kalibers sichern die Diagnose. Überhaupt ist das Gefäßbild immer mehr das entscheidende Kriterium der Beurteilung geworden. Wir finden beim präklinischen exophytischen Karzinom auf der einen Seite Bilder der adaptiven Gefäßhypertrophie, d. h. wir sehen dilatierte und hypertrophierte Kapillaren, die korkenzieherartig gewunden sein können und deren Interkapillardistanz sich mehr und mehr vergrößert, auf der anderen Seite Bilder der adaptiven suffizienten deformierenden Gefäßhypertrophie mit gefäßfreien Gewebsarealen, bizarren Korkenzieherkapillaren (*Mestwerdt*), Haarnadelgefäßen (*Ganse*), langgestreckten Epithelrohren (*Chiari*). Außerdem treten atypische Verzweigungsgefäße und Gefäße mit starken Kaliberschwankungen auf. Im Ganzen imponiert das Gefäßbild als völlig wirr und chaotisch. Im Übergang zum ordinären Karzinom finden wir das Gefäßbild der insuffizienten, deformierenden Gefäßhypertrophie.

Das unter 2.2. geführte präklinische endophytische Karzinom kann in seinen Anfängen mit den Kriterien der Erosio vera carcinomatosa gleichgesetzt werden und entspricht dieser. Es stellt sich in den Bezirken ohne invasives Wachstum eine vom Epithel befreite rote Fläche dar, deren Niveau einer Gebirgslandschaft entspricht. Besonders sei hier noch einmal auf kleine gelbliche verwaschene Nester von runder bis eckiger Form, die tiefer liegendem Karzinomepithel entsprechen, hingewiesen. Sie bestimmen die Wachstumsrichtung des infiltrierend wachsenden endophytischen Karzinoms. Schreitet dieser Prozeß fort, wird das karzinomatöse Ulcus immer tiefer, es stoßen sich auf Grund der Mangelversorgung des Tumorgewebes Karzinomsequester ab. So werden tiefe Gefäßplexus freigelegt und wir sehen teils netzartige, teils ungeordnete großkalibrige und oft beängstigend dick und strotzend gefüllte, oft auch partiell thrombosierte Gefäße. Am Rand des karzinomatösen Ulkus, der oft entzündlich infiltriert ist, sieht man manchmal radiär angeordnete haarnadelähnliche Gefäße neben den Gefäßbildern, wie sie unter 1.1 bis 1.3. beschrieben sind. Das Kolorit des Karzinomgewebes wechselt von düsterrot unterbluteten Arealen über das typische glasige, gelbliche Karzinomgewebe zu weißen, bröckligen Nekrosen.

Das unter 2.3. geführte präklinische Adenokarzinom und anaplastische Karzinom bietet dem kolposkopischen Beobachter einige Besonderheiten, die den Ungeübten oft in die Irre führen. Das typische am Gefäßbild dieser frühen Karzinome ist die Unzahl feiner parallel liegenden Kapillaren, die sich nicht verzweigen; dicht aneinander liegen und deren Interkapillardistanz normal ist.

Kolstad und *Stafl* erklären dieses andere Gefäßbild damit, daß die atypischen Gefäße aus dem zentralen Kapillarnetzwerk der Zylinderepithelpapillen entspringen. Demzufolge werden diese Karzinome über ein zentrales Kapillarsystem versorgt. Die Plattenepithelkarzinome werden dazu im Gegensatz über periphere Gefäße versorgt, die die Epithelblöcke umgeben, ohne sie zu durchdringen. Das unter 3. geführte ordinäre Karzinom ist in seiner endo- und exophytischen Form auch ohne Kolposkopie erkennbar. Wir finden auf dem bröckligen, leicht zerreißlichen, weißlich bis gelblich verwaschenen Epithel Gefäßbilder, die in ihrer Ausprägung auch für den Unerfahrenen eindeutig und klar sind. Neben immens langgestreckten und erweiterten Haarnadelkapillaren liegen aufgeknäulte, in ihrem Durchmesser wechselnde Gefäße. Ohne Übergang und in einer Ebene befinden sich daneben zahlreiche variköse Gefäße mit Gefäßabbrüchen. Thrombosierungen und Unterblutungen. Beim Netzwerktyp (*Koller*, *Kolstad*, *Johannisson*) treten manchmal auch uniforme Bilder dilatierter Gefäße auf. Besonders beweisend für ein Karzinom sind die gefäßfreien und nekrotischen Areale und die atypischen Verzweigungsgefäße. In den Randbezirken sieht man oft dünnkalibrige, auf das tumoröse Geschehen hin gerichtete Gefäße mit einer Interkapillardistanz von mehr als 450 μm.

8. Gefäßkriterien der Transformationsstufen an der Cervix uteri (Johannisson, Kolstad, Söderberg)

8.1. Dysplasien

- Zarte, nicht auffallend unregelmäßige Grundformationen mit glatter Oberfläche, mäßig dilatierte Gefäße des Haarnadeltyps, teilweise elongiert und gedreht. Die Interkapillardistanz ist mäßig vergrößert.
- Zarte, einfache, nicht auffallend unregelmäßige Felderungsformationen bei glatter Oberfläche. In Reihen angeordnete Gefäße des Haarnadeltyps, wie sie bei Grundformationen beschrieben sind; feine mäßig dilatierte oberflächenparallele Endgefäße. Mäßige Vergrößerung der Interkapillardistanz.

8.2. Carcinoma in situ

- Auffallend grobe, unregelmäßige Grundformationen bei papillärer Oberfläche. Stark dilatierte, in der Kuppe des Gefäßbogens nest- oder glomerulumartig aufgeknäulte oder oberflächenparallel stark elongierte und gedrehte Gefäße des Haarnadeltyps. Interkapillardistanz deutlich vergrößert.
- Auffallend grobe, unregelmäßige Felderungsformationen bei blockförmig erhabener Oberfläche. In Reihen angeordnete Gefäße des Haarnadeltyps oder stark dilatierte, unregelmäßig gebogene, ein grobverflochtenes Netzwerk bildende oberflächenparallele Endgefäße, Interkapillardistanz deutlich vergrößert.

8.3. Frühinvasives Karzinom

Bei Vergrößerung der Interkapillardistanz um das zwei- und dreifache noch gröber strukturierter Ausdruck des carcinoma in situ. Vereinzeltes Auftreten eindeutig atypischer irregulärer Verzweigungsgefäße.

8.4. Ordinäres Karzinom

In wirrer und chaotischer Form finden sich hier in Größe, Kaliber, Verlauf, Anordnung, Verzweigungsirregularität und durch Interkapillarschwankungen extrem atypische karzinomatöse Gefäße.

8.5. Adeno- und anaplastisches Karzinom

Es finden sich eine Unzahl extrem feiner und elongierter parallelliegender Kapillaren, die sich nicht verzweigen und bei normaler Interkapillardistanz dicht aneinander liegen.

9. Literatur

Almendral, A. C., G. Szalmay, L. Jochum und *H. Müller*: Vor- und Frühstadien des Zervixkarzinoms. Fortschr. Med. 92 (1974), 1007—1048

Anderes, E., und *H. J. Wespi*: Der heutige Stand der Früherfassung des Portiokarzinoms mittels der Kolposkopie. Geburtsh. u. Frauenk. 3 (1941), 248

Andrys, J., K. Vacha, M. Rosol und *J. Kopecny*: Präkanzerosen der Cervix uteri in der Schwangerschaft. Zbl. Gynäkol. 96 (1974), 1012—1015

Antoine, T. und *U. Grünberger*: Atlas der Kolpomikroskopie. Georg Thieme, Stuttgart 1956

Bajardi, F., W. R. Lang, A. de Moraes und *I. P. Rieper*: Kolposkopie der Cervix uteri nach Irradiation. Acta cytol. (Chicago) 3 (1960), 369—371

Bargheer, R. und *J. Erbslöh*: Geschwulstartige Gefäßneubildung der Portio. Z. Geburtsh. Gynäk. 155 (1960)

Baruffi, I., N. Augusto, S. Bighetti und *E. Marcolini*: Betrachtungen über 1000 kolposkopische Untersuchungen. An. bras. Cincc. 56 (1963), 131—136

Bauer, Hk.: Die Sanierung der Portio uteri mit Albothyl als Krebsprophylaxe in der ambulanten Praxis (Dokumentation der Befunde mit Farb-Kolpofotografie). Medizinische 10 (1959), 1645 bis 1657

Bauer, Hk.: Langzeitbeobachtungen bei atypischem Epithel (nach einem Vortrag auf dem 5. Weltkongreß für Gynäkologie und Geburtshilfe in Sydney 1967). Med. Welt 19 (N. F.) (1968), 2048 bis 2050

Bauer, Hk.: Die Bedeutung der Kolposkopie bei der Frühdiagnostik des Kollumkarzinoms in der täglichen Praxis. Frauenarzt 11 (1970), 200—202

Bauer, Hk.: Zur Frage einer Vereinfachung der Nomenklatur bei der Kolposkopie. Frauenarzt 13 (1972), 137—138

Bauer, Hk.: Kolposkopie. Diagnostik 5 (1972), 528 bis 530

Bauer, Hk.: Die Bedeutung der kolpofotografischen Dokumentation bei Langzeitbeobachtungen von dysplastischem Epithel der Zervix uteri (Vortrag auf der 1. Arbeitstagung der Arbeitsgemeinschaft „Cervix uteri“ 1972). Mitteilungsdienst der Gesellschaft zur Bekämpfung der Krebskrankheiten Nordrhein-Westfalen 6 (1973), 939—949

Bauer, Hk.: Kolposkopie. Arch. Gynäk. 214 (1973), 240—241

Bauer, Hk.: Kolposkopische Kriterien der atypischen Umwandlungszone. Vortrag: 3. Arbeitstagung „Cervix uteri“, 1.—5. 5. 76, Wiesbaden

Bauer, Hk.: Farbatlas der Kolposkopie. F. K. Schattauer Verlag Stuttgart—New York, 1976

Berger, J. und *H. Wenner-Mangen*: La Colposcopie. Gynecologie et Obstetrique 52 (1953), 3, 303—324

Bergleiter, R. und *H. Bettzieche*: Klinische und kolposkopische Befunde bei Präkanzerosen der Zervix uteri — ein Beitrag zur Wertigkeit einer Auswahlzytologie. Zbl. Gynäk. 97 (1975), 12—19

Bergsjo, P., O. Koller und *P. Kolstad*: The vascular pattern of trichomonas vaginalis cervicitis. Acta Cytol. 7 (1963), 292

Berič, B. und *H. Smolka*: Über den Einfluß der in der Kolposkopie angewandten Reagenzien auf das Zellbild des Portioabstriches. Geburtsh. und Frauenheilk. 18 (1958) 852—864

Bolten, K. A., und *W. E. Jaques*: Introduction in Colposcopy. Grune & Stratton, New York 1960

Bolten, Karl A.: Practical Colposcopy Early Cervical and Vaginal Cancer. Clinical Obstetrics and Gyncology, Hoeber Medical Division, New York, (1967), 808—837

Boschann, H.-W.: Kolposkopie. Z. ärztl. Fortbild. 52 (1963), 167—170

Brandl, K. und *V. Grünberger*: Der Wert verschiedener Spezialuntersuchungen für die Beurteilung makroskopisch unverdächtiger Erosionen. Geburtsh. und Frauenheilk. 14 (1954), 434—450

Bredland, R.: Kolposkopische Diagnose der gynäkol. Trichomoniasis. Geburtsh. u. Frauenk. 25 (1965), 815—821

Bret, J. und *F. Coupez*: Kolposkopie bei normaler und abnormaler Cervix in der Schwangerschaft und post partuus. Acta Cyt. 3 (1959), 61.68

Bret, J. und *F. Coupez*: Colposkopie. Masson & Cie, Paris 1960

Bret, J. und *F. Coupez*: Colposcopie. Encyclopédie medico-chirurgicale, Paris 1969, 60B 10 p. 1—10

Burghardt, E. und *F. Bajardi*: Ergebnisse der Früherfassung des Collumcarcinoms mittels Cytologie und Kolposkopie. Arch. Gynäk. 1987 (1956), 621

Burghardt, E.: Über die atypische Umwandlungszone. Geburtsh. u. Frauenheilk. 19 (1959), 676—683

Burghardt, E. und *E. Holzer*: Die Lokalisation des patholog. Cervixepithels. Arch. Gynäk. 209 (1970), 305—330

Coppleson, N.: Die Stellung der Kolposkopie bei der Entdeckung und Behandlung des Ca in situ der

Zervix. J. Obstet. Gynec. Brit. Comm. **71** (1964), 854

Coppleson, M.: Colposcopy, cervical carcinom in situ and the gynaecologist. J. Obstet. Gynaec. Brit. Comm. **71** (1964), 854

Coppleson, M. und *B. Reid:* Preclinical Carcinoma of the Cervix Uteri. Pergamon Press, Oxford, London, Edinburgh, New York, Toronto, Sydney, Paris, Braunschweig (1967)

Coppleson, M.: The Origin and Nature of Premalignant Lesions of the Cervix Uteri. Intern. J. Gynaec. Obstet. 8, (1970), 4, P.s.

Coppleson, M., *E. Pixley* und *B. Reid:* Colposcopy. A Scientific and Practical Aproach to the Cervix in Health and Disease. Charles C. *Thomas*, Publisher Springfield I 11 (1971)

Coupez, F.: Sobse el luger que ocupa la colposcopia en el examen ginecologico. Progresos de Obstret. Ginecol. XI (1968), 331—342

Coupez, F.: La place de la colposcopic dans l'examen gynécologique actuel. Rev. franc. Gynéc. **56** (1970), 209—217

Cramer, H. und *G. Schulte:* Kolposkopische Photographie im Agfa-Color-Negativ-Positiv-Verfahren. (1953), 212—216

Cramer, H.: Die Kolposkopie in der Praxis. Georg Thieme Verlag, Stuttgart (1956)

Cramer, H.: Kritisches zum Begriff der sogenannten atypischen Umwandlungszone. Geburtsh. u. Frauenheilk. **21** (1961), 706—712

Davidson, C. and *CH W. Taylor:* A Study of Patients Previously Treated for In Situ Carcinoma of the Cervix. J. Obstet. Gynaecol. Brit. Comm. **80**, (1973) 7, 654

Dietel, H. und *A. Focken:* Das Schicksal des atypischen Epithels an der Portio. Geburtsh. u. Frauenheilk. **15** (1955), 593—606

Dohnai, V.: Schwangerschaft und Schleimhautveränderungen an der Cervix uteri. Geburtsh. u. Gynäkol. Bd. 22/1 (1967) 4

Elsner, H.: Zur kolposkopisch atypischen Umwandlungszone. Ztbl. für Gynäkologie A 9 **85**/3, (1965), 1357—1361

Eschbach, W. und *W. Brucker:* Betrachtungen zur Genese und Klinik des Carcinoma colli uteri. Dtsch. Gesundh.-Wes. **15** (1960), 1243—1247

Eschbach, W., *R. Huber* und *U. Bergmann:* Gegenwartsfragen der Diagnostik, Ausbreitung und Therapie des Zervixkarzinoms und seiner Vorstufen. Arch. Geschwulstforsch. **41** (1973) 4, 336—358

Eschbach, W. und *U. Bergmann:* Gegenwartsfragen zum Carcinoma cervicis uteri Dtsch. Gesundh.-Wes. H. 49, 29. (1974), 2305—2313

Eschbach, W. und *U. Bergmann:* Gegenwartsfragen zum Carcinoma cervicis uteri Dtsch. Gesund.-Wes. **29** (1974), 1361—1366

Eschbach, W.: Gegenwartsfragen zum Carcinoma cervicis uteri. 3. Mitteilung Dtsch. Gesundh.-Wes. **31** (1976) 17

Fanghänel, M.: Kolposkopie und Zytologie unentbehrliches Hilfsmittel bei der Krebsfährtensuche auch kleinerer gynäkologischer Kliniken. Zschr. ärztl. Fortbildg. **62**, 12, 666

Fernandes, M.: Epithelveränderungen am Collum uteri während der Gravidität. Rev. Chincc. Obstet. (Rio d J.) **108** (1961), 227—264

Fischel, W.: Beiträge zur Morphologie der Portio vaginalis uteri. Arch. Gynäkol. **16** (1880), 192

Fluhmann, C. F.: The histogenesis of acquired erosions of the cervix uteri. Am. J. Obstet. Gynecol. 82 (1961), 970

Frankel, P. E.: Leukoplakie, Leukoplakie — Grund und Gedanken zur Pathogenese. Dtsch. med. **11** (1960), 6, 134—136

Frankel, P. E.: Die Kolposkopie im Dienste der Gynäkologie. Dtsch. med. J. **11**, (1960), 11, 358 bis 360

Friedman, H. P.: The use of ultraviolet light and fluorescent dyes in the detection of uterine cancer by vaginal smear. Am. J. Obst. & Gynecol. **59** (1950), 852

Fritsch, K.: Über Endozervixkolposkopie, ref. in Geburtsh. u. Frauenheilk. **19** (1959), 64

Ganse, R.: Atypische Gefäßentwicklung beim Portiokarzinom. Zbl. Gynäk. **19** (1952) 749

Ganse, R.: Die Bedeutung der Relationspathologie für die kolposkopische Weiterentwicklung. Z. Geburtsh. Gynecol. **1** (1952), 137

Ganse, R.: Kolpophotogramme zur Einführung in die Kolposkopie. Akademie-Verlag, Berlin (1953)

Ganse, R.: Vertiefung der Kolposkopie. Zbl. Gynäkol. **34**a (1954), 1541—1551

Ganse, R.: Über das schnelle Entstehen von gesteigert atypischem Epithel auf dem Boden einer Ektopie. Oncologia 28, III, (1955) 4, 232—333

Ganse, R.: Über die Bedeutung der Gefäßveränderung beim Portiocarcinom. An. bras. ginecol. **40** (1955), 155—163

Ganse, R.: Zur Pathogenese des Portiokarzinoms und Erleichterung seiner Frühdiagnose durch farbige Kolpofotogramme. III. Band mit farbigen Kolpofotogrammen in Kassette. Akademie-Verlag, Berlin 1955

Ganse, R.: Beobachtung über rasche Rückbildung eines atypischen Epithel an der Portio. Zbl. Gynäkol. 8, 78/1 (1956), 314—317

Ganse, R.: Die Erleichterung der Frühdiagnose des Portiokarzinoms durch die erweiterte Kolposkopie. Zschr. ärztl. Fortb. **52** (1958), 2, 64—67

Ganse, R.: Das normale und pathologische Gefäßbild der Portio vaginalis uteri. Akademie-Verlag, Berlin (1958)

Ganse, R.: Gefäßneubildung beim präinvasiven und fertigen Karzinom. Geburtsh. u. Frauenheilk. **20** (1960), 694—697

Ganse, R.: Kolposkopische und zytol. Studien in zwangloser Folge. Georg Thieme, Leipzig H. 7 (1961)

Ganse, R., *R. Krimmenau* und *J. Brey:* Papillomatöse Veränderungen der Portio und deren carcinomatöse Potenz. Geburtsh. u. Frauenheilk. **22** (1962) 232—243

Ganse, R.: Einführung in die Kolposkopie. Gustav Fischer-Verlag, Jena (1963)

Ganse, R.: Veränderungen der atypischen Gefäße des Portiokarzinoms unter Telecobaltbestrahlung. Geburtsh. u. Frauenheilk. 27 (1967), 476–480

Gedigk, P., R. Müller und *H. Bechtelsheimer*: Nomenklatur und Einteilung gutartiger präkanzeröser und maligner Veränderungen an der Cervix uteri. Beitr. Pathol. **147** (1972) 1, 57

Gerli, M. und *D. Berlingieri*: Die kombinierte Anwendung der Kolpozytologie und der Kolposkopie in der Frühdiagnose des Collumcarcinoms. Minerva ginec, (Torino) **14** (1962), 539–552

Gillet, J. Y., G. Rihm, J. G. Koritke u. a.: Vascularization of the cervix uteri in women. Rev. Fr. Gynecol. Obstet. 68 (1973) 1, 13–24

Glatthaar, E.: Leukoplakie und Plattenepithelkarzinom der Portio. Wschr. Geburtsh. **120** (1945), 33

Glatthaar, E.: Die Regenerationsvorgänge an der Portio und ihre Bedeutung für die Entstehung des Kollumkarzinoms. Gynaecologia **128** (1949), 29

Glatthaar, E.: Die Vor- und Frühstadien des Portiokarzinoms. Oncologia V (1952), 196

Glatthaar, E.: Kolposkopie. (Biologie und Pathologie des Weibes, ein Handbuch der Frauenheilkunde und der Geburtshilfe). Bd. III, 1955, Verlag Urban & Schwarzenberg

Gonzalez-Merlo, J., J. Ausin, J. A. Lejarcegui u. a.: Regeneration of the Ectocervical Epithelium after its Destruction by Electrocauterization. Acta Cytol. 17, (1973), 4, 366

Gray, I. A.: Dysplasia, Carcinoma in Situ, and Micro-Invasive Carcenome of the Cervix. Springfield, Thomas 1964

Greggersen, C. und *K. Semm*: Kolposkopische und histologische Verlaufskontrollen der thermokoagulierten gutartigen Portioveränderungen. Geb. Fra. **32** (1972), 671–677

Gruenagel, H. H.: Die Plattenepithel-Cylinderepithel-Grenze an der Portio vaginalis uteri bei unreifen und reifen Neugeborenen Säuglingen und Kindern bis zu 9 Jahren. Frankfurt. Z. Path. 68 (1957), 465

Guhr, O.: Kolposkopische, zytologische und histologische Portiobefunde bei ovulationshemmenden Medikamenten. Arch. Gynäk. **202** (1965), 205–207

Guhr, O.: Portioveränderungen unter Kortikosteroiden. Münch. med. Wschr. **115** (1973), 1020–1022

Hamperl, H., C. Kaufmann, K. G. Ober und *P. Schneppenheim*: Die „Erosion" der Portio. (Die Entstehung der Pseudoerosion, das Ektropion und die Plattenepithelüberhäutung der Cervixdrüsen auf der Portiooberfläche). Virchows Archiv **331** (1958), 51–71

Hamperl, H.: Die angeborene Pseudoerosion der Portio und ihr Schicksal. Arch. Gynäkol. **200** (1965), 299

Held, E.: Intracervicale Lokalisation des nicht invasiven, atypischen Pflasterepithels und des beginnenden Pflasterzellcarcinoms. Arch. Gynäkol. **188** (1957) 3, 376–390

Hillemanns, H. G.: Entstehung und Wachstum des Cervixkarzinoms. S. Karger-Basel, New York, 1964

Hillemanns, H. G., J. E. Ayre, J. M. Le Guerrier: Die Einwirkung von Steroiden auf Krebsvorstadien an der Cervix. Arzneimittelforsch. **14** (1964), 784–791

Hinselmann, H.: Handbuchkapitel in *Veit-Stoeckel* 6/I, S. 888. Diagnose des Portiocarcinoms nebst Frühdiagnose.

Hinselmann, H.: Verbesserung der Inspektionsmöglichkeiten von Vulva, Vagina und Portio. Münch. med. Wschr. **72** (1925), 1733

Hinselmann, H.: Zur Kenntnis der präcancerösen Veränderung der Portio. Zbl. Gynäk. **51** I (1927) 901–903

Hinselmann, H.: Der Begriff der Umwandlungszone der Portio. Arch. Gynäkol. **131** (1927), 422–424

Hinselmann, H.: Das klinische Bild der indirekten Metaplasie der ektopischen Zylinderzellenschleimhaut der Portio. Arch. Gynäk. **133** (1928), 64–69

Hinselmann, H.: Die klinische Frühdiagnose des Portio-Ca. Zbl. Gynäkol. **52** III (1928) 2797–2798

Hinselmann, H.: Felderung der Scheidenhaut. Zschr. Geburtsh. u. Gynäkol. **101** (1932), 166–183

Hinselmann, H.: Die klinische Differenzierung der Matrixbezirke. Zbl. Gynäk. (1933) 29, 1682

Hinselmann, H.: Ausgewählte Gesichtspunkte zur Beurteilung des Zusammenhanges der „Matrixbezirke" des Ca. der sichtbaren Abschnitte des weibl. Genitaltraktes. Zschr. Geburtsh. **104** (1933), 228–243

Hinselmann, H.: Der Begriff der Praematrix. Zbl. Gynäkol. **41** (1933), 2402–2406

Hinselmann, H.: Die klinische mikroskopische Frühdiagnose. Arch. Gynäkol. **156** (1933), 239–244

Hinselmann, H.: Einführung in die Kolposkopie. Paul Hartung Verlag, Hamburg (1933)

Hinselmann, H.: Die Essigsäureprobe ein Bestandteil der erweiterten Kolposkopie. Dtsch. med. Wschr. **40** (1938)

Hinselmann, H.: Die Leistungsfähigkeit der modernen Frühdiagnose des Ca. am Muttermund. Dtsch. med. Wschr. **65** (1939), 954–957

Hinselmann, H.: Der Nachweis der aktiven Ausgestaltung der Gefäße beim jungen Portiokarzinom als neues differential-diagnostisches Hilfsmittel. Zbl. Gynäkol. **64** (1940), 1810

Hinselmann, H.: Über die Geschichte der Kolposkopie. Z. ärztl. Fortb. **46** (1952), 702–731

Hinselmann, H. und *A. Schütt*: Die Kolposkopie. Verlag W. Girardet, Wuppertal-Elberfeld 1954

Hinselmann, H.: Die Kolposkopie, mit einem Beitrag über die Kolpofotografie. W. Girardet, Wuppertal 1954

Hinselmann, H.: Gibt es Vorstadien des Portio-Ca.? Medizinische **1** (1955), 116–117

Hinselmann, H.: Janusgrün, ein wertvolles Färbemittel in der modernen Kolposkopie. Laboratoriumsblätter Behringwerke 22–24, 1958

Hinselmann, H.: Kolposkopische Studien in zwangloser Folge. Verlag Georg Thieme, Leipzig. Heft 1 — 1954, Heft 2 — 1956, Heft 3 — 1957, Heft 4 — 1958. Heft 5 — 1959, Heft 6 — 1960

Hirschberg, H. K.: Erleichterung der Kolposkopie. Zbl. Gynäkol. (1939), 2306

Hohlbein, R.: Lokalisation der kolposkop. Hauptbefunde bei gesteigert atypischem Epithel und Mikrokarzinom. Zbl. Gynäkol. 80/2 (1958) 19, 738–743

Hohlbein, R., und *R. Krimmenau:* Die intracervikale Lokalisation des gesteigert atypischen Epithels und des Mikrokarzinoms. Geburtsh. u. Frauenheilk. 8, 18/2 (1958), 1030–1042

Hohlbein, R.: Die Fluoreszenz-Kolposkopie und Fluoreszenz-Kolpofotografie. Geburtsh. u. Frauenheilk. **19** (1959), 656–669

Holtorff, J.: Über die Leistungsfähigkeit der Kolposkopie bei der Früherkennung des Kollumkarzinoms. Zschr. ärztl. Fortbildg **51** (1957) 16, 670–676

Holtorff, J.: Über das Schicksal des einfach atypischen Epithels (Hinselmann) an der Portio. Zbl. Gynäkol. (1958) 37

Holtorff, J.: Kolposkopische Kriterien der atypischen Umwandlungszone. Geburtsh. u. Frauenheilk. **20** (1960), 931–941

Holtorff, J.: Beitrag zur kolposk. Gefäßdiagnostik an der Portio. Gynaecologia **151** (1961), 417–427

Hollyock, V. E. and *W. Chanen:* The use of the colposcope in the selection of patients for cervical cone biopsy. Am. J. Obstet. Gynecol. **114** (1972) 2, 185

Janisch, H. und *Chr. Lanik:* Über den didaktischen Wert der kolposkopischen Gruppeneinteilung. Münch. Med. Wschr. 20 (1962), 933–935

Johannisson, E., P. Kolstad und *G. Soederberg:* Cytologic, Vascular and Histologic Patterns of Dysplasia, Carcinoma in situ and Early Invasive Carcinoma of the Cervix. Acta Radiologica, Supplementum 258, Stockholm 1966

Kaiser, P.: Kolposkopische, zytologische und histologische Portiobefunde bei Anti-Konzeptionsbehandlung mit Ovosiston. Zbl. Gynäkol. **92** (1970), 401–404

Käser, O., V. Friedberg, K. G. Ober, K. Thomsen und *J. Zander:* Gynäkologie und Geburtshilfe Band III: Spezielle Gynäkologie. Georg-Thieme-Verlag Stuttgart (1972)

Kalbfleisch, H. H.: Die Relationspathologie Gustav Rickers als Grundlage der Krankheitslehre. Dtsch. med. Wschr. (1948) 47/48, 625–628

Kaufmann, C.: Früherkennung des Collumcarcinoms. Springer-Verlag — Berlin, Göttingen, Heidelberg 1957

Kaufmann, C.: Epithelveränderungen der Zervix. Zbl. Gynäkol. **14** (1957), 555

Kern, G. und *J. Zander:* Gefäßveränderungen im Verlauf der Carcinogenese. Z. Krebsforsch. **63** (1959), 168–183

Kern, G. und *H. P. Bötzelen:* Kolposkopischer Befund und Lokalisation des Carcinoma in situ. Arch. Gynäkol. **194** (1961), 564–585

Kern, G.: Carcinoma in situ. Springer-Verlag, Heidelberg, New York, Berlin 1964

Kern, G., E. Rißmann und *G. Hund:* Die Leistungsfähigkeit der Kolposkopie bei der Frühdiagnostik des Kollumkarzinoms. Arch. Gynäk. **199** (1964), 526

Kirsch, R. und *G. Rieck:* Das Verhalten der Blutgefäße beim Karzinom der Mamma und der Portio uteri. Zschr. ärztl. Fortb. **11** (1954), 384, 388/389

Koč, J., V. Mikolas, V. Lané: Das Bild des terminalen Blutgefäßnetzes auf der karzinomatösen Cervix uteri. Zbl. Gynäkol. (1960) 39

Koller, O.: Kolpofotografischu undersokelsev ar karvorholdene ved cancer cervicis uteri. Forh. Nord. Foren. Obstet. Gynek. Kongr. Oslo 1956, 123–126

Koller, O.: The vascular Patterns of the Uterine Cervix, Scand Univ. Books Universitetsforlaget. A. W. Broggers Boktr. Oslo (1963)

Koller, O. und *T. Kolstad:* Die Bedeutung des kolposkopischen Gefäßbildes beim Zervixkarzinom. GBK-Mitteilungsdienst 5. (1969), 495–511

Kolstad, P.: Vascularization, Oxygen Tension and Radiocurability in Cancer of the Cervix. Universitetsforlaget, Copenhagen (1963)

Kolstad, P.: The colposcopical picture of trichomonas vaginitis. Acta Obstet. Gynec. Scand **43** (1964), 388

Kolstad, P: The colposcopical diagnosis of dysplasie, carcinoma in situ and early invasive cancer of their cervix. Acta Obstet. gynec. scand. **43**, Suppl. 7, (1964), 105–108

Kolstad, P.: Carcinoma of the cervix, stage O. Amer. J. Obstet. Gynec. **96** (1966), 1098–1111

Kolstad, P. und *A. Stafl:* Atlas of Colposcopy. Universitetsforlaget, Oslo (1972)

Kopecny, J.: Die Gefäßzeichnung der Cervix uteri im kolpomikroskopischen Bild. Zbl. Gynäkol. **36** (1967), 1324–1328

Kos, J.: Gefäßanordnung in der Portio vaginalis cervicis uteri unter normalem gesundem Plattenepithel. Zbl. Gynäkol. **82** (1960), 1849–1855

Kos, J.: Darstellung der Gefäßkapillaren an Excisionen aus der Cervix uteri auf histochemischem Wege. Zbl. Gynäkol. **84** (1962), 538–541

Kos, J. und *V. Lane:* Die Gefäße des Terminalblutnetzes an der Portio vaginalis. Cs. Gynekol. **27/41** (1962), 220–223

Kraatz, H.: Farbfiltervorschaltung zur leichteren Erlernung der Kolposkopie. Zbl. Gynäkol. **63** (1939), 2307–2309

Kratochwil, A. und *G. Tatra:* Über den Malignitätsindex kolposkopischer Atypien. Wien Med. Wschr. (1969) 46, 785–787

Kreyberg, L.: Über präcanceröse Gefäßveränderungen. Virchows Arch. path. Anat. Physiologie, Berlin, Springer-Verlag **273** (1929)

Krüger, E. H.: Über die Kolposkopie und die Möglichkeiten ihrer Erlernung. Med. Klin. **52** (1957), 1781–1788

Krüger, E. H.: Über das Gefäßbild beim beginnenden Karzinom. Zbl. Gynäk. **43** (1957), **1669**

Krüger, E. H.: Über die Topographie kolposkopischer Befunde und histologischer Epithelveränderungen an der Portio uteri. Zbl. Gynäkol. **79**, 2 (1957) 20, 789–796

Krüger, E. H.: Praktische Kolposkopie Teil I. Medizin. Klinik, 55, (1960) 45, 2006—2008

Kyriazis, G. A., H. Balin und *R. L. Lipson:* Hematoporphyrin-derivative-fluorescence test colposcopy and colpophotography in the diagnosis of atypical metaplasia, dysplasia, and carcinoma in situ of the cervix uteri. Am. J. Obstet. Gynecol. **117** (1973) 3, 375

Lane, V.: Der Verlauf der Epithelisierung der Portio vaginalis nach der Elektrothermokoagulation und ihre Bedeutung für die Vorbeugung des Carzinoms. Gynaecologiy, **149** (1960) 2, 89—97

Lang, W. R., und *A. E. Rakoff:* Colposcopy and Cytology. Obstetrics and Gynecology 8, (1956) 3, 312 to 317

Lang, W. R.: Colposcopy-neglected method of cervical evaluation. J. Am. med. Ass. **166/2** (1958) 8, 893 to 897

Lax, H.: Das Oberflächenkarzinom. Z. Geb. u. Gynäcol. **138**, (1953) 105

Leeb, H. und *R. Ulm:* Das präklinische Carcinoma colli uteri. Gynaecologia, **149** (1960) 2, 81—89

Leip, F.: Krebsbekämpfung und Kolposkopie. Med. Welt 8 (1936)

Limburg, H.: Die Frühdiagnose des Uteruskarzinoms. 3. Aufl. G. Thieme, Stuttgart (1956)

Linhartova, A. und *A. Stafl:* Zur Morphologie des Ektropiums an der Portio vaginalis uteri. Arch. Gynäk. **200** (1964), 131—141

Lundström, P. und *E. Segerbrand:* Therapeutische Resultate der kolposkopisch kontrollierten Entnahme von Kollumgewebe bei atypischem Zellabstrich der Frauen im Alter bis zu 35 Jahren. Zbl. Gynäkol. **97** (1975) 8, 449—455

Madej, J.: Die Anwendung der Milchsäurelösung als Kontrastmittel in der erweiterten Kolposkopie. Geburtsh. u. Frauenheilk. **22** (1962), 1427—1432

Madej, J.: The angioarchitecture of the subepithelial blood vessels in colposcopically unsuspected portio erythroplakia. Gynaecologia (Basel) **164** (1967), 283

Madej, J.: The place of kolposcopy in the early detection of uterine cervix neoplasma. Ginekologia Polska **43**, (1972) 11, 1277

Majewski, A.: Die Nor-Adrenalinprobe als neues Hilfsmittel der Kolposkopie. Geburtsh. u. Frauenheilk. **20** (1960), 983—988

Majewski, A. und *A. Platen:* Kolposkopische Befunde beim Carcinoma in situ und Mikrokarzinom am Collum uteri. Erwiderung auf die Arbeit „Kolposkopische Befunde und Lokalisation des Carcinoma in situ" von *G. Kern* und *H. P. Bötzelen.* Arch. Gynäcol. **196** (1962), 629—633

Margitay-Becht, D.: Kolposkopische Untersuchungen bei schwangeren und sterilen Frauen. Zbl. Gynäkol. 82 (1960), 1193—1198

Menken, F.: Photokolposkopie und Photodouglasskopie. W. Giradet, Wuppertal-Elberfeld 1955

Mestwerdt, G.: Zur histologischen Beurteilung kolposkopischer Bilder. Arch. Gynäk. **166** (1938) 316

Mestwerdt, G.: Atlas der Kolposkopie. Fischer, Jena 1949/1953

Mestwerdt, G. und *H. J. Wespi:* Atlas der Kolposkopie. 3. Aufl. Fischer, Stuttgart 1961

Mestwerdt, G. und *H. J. Wespi:* Atlas der Kolposkopie. 6. Fischer-Verlag, Stuttgart 1974

Meyer, R.: Die Epithelentwicklung der Cervix und Portio vaginalis uteri und die Pseudoerosio congenita. Arch. Gynäkol. **91** (1910), 579

Mikolas, V., A. Stafl und *A. Linhartova:* Das terminale Gefäßbild der Portio vaginalis uteri bei Schwangeren. Zbl. Gynäkol. 84 (1962), 524—538

Mikolas, V., A. Stafl und *A. Linhartova:* The terminal vascular network of the uterine cervix in physiological conditions and in precancer, Acta Un. Int. Cancer 20 (1964), 729

Mikolas, V., A. Stafl, J. Mleziva und *A. Linhartova:* Veränderungen des terminalen Gefäßnetzes der Scheide bei Kolpitis. Zbl. Gynäkol. **86** (1964), 701

v. *Mikulicz-Radecki, F.:* Können Vorsichtsuntersuchungen und Krebsberatungsstellen die Früherfassung der Genital-Carcinome fördern? Arch. Gynäkol. **189** (1957), 336—343

Muth, H.: Vergleichende zytologisch-kolposkopische Untersuchungen. Geburtsh. u. Frauenheilk. 10, **15.2** (1955), 907—916

Muth, H.: Zur Frühdiagnostik des Kollumkarzinoms. Zbl. Gynäkol. 46, 78/4 (1956), 1825—1829

Muth, H.: Die Bedeutung der Kolposkopie und Zytologie für die Frühdiagnostik des Kollum-Carcinoms. Dtsch. Med. Welt **43** (1965), 2414—2417

Nold, B.: Über die atypische Umwandlungszone der Portio. Das kolposkopische Bild. Med. Bild **3** (1960)

Navratil, E.: Colposcopy. Charles C. Thomas, Springfield, Illionois USA 1964

Naujoks, H.: Diagnostische Probleme der Früherkennung. I. Teil Gynäkologie 1, (1969) 4, 166—173

Nunes-Montiel, J. T.: Colposcopy as a method of exploring the endocervix. Rev. Obstet. Ginec. Venes. **26** (1966), 431

Ober, K. G., P. Schneppenheim, H. Hamperl und *C. Kaufmann:* Die Epithelgrenzen im Bereich des Isthmus uteri. Arch. Gynäkol. **190** (1958), 346—383

Ober, K. G.: Cervix uteri und Lebensalter. Dtsch. med. Wschr. **83** (1958), 1661

Olson, A. W. und *E. E. Nichols:* Leukoplakia of the cervix the mosaic and papillary pattern. Amer. J. Obstet & Eynecol. **82**, (1961) 4, 895—902

Oudkerk, P. M.: De diagnose van het carcinoma colli uteri. Ned. T. v. Verlosk. en Gyn. **57** (1957), 411

Padovec, J., J. Kaňka and *J. Subrt:* Prevention of Cancer of the Uterine Cervix. Intern. Surg. **51** (1969), 443—449

Pfleiderer, A.: Kapillarmikroskopische Beobachtungen der Portio und Vagina. Verl. Dtsch. Ges. Gynäkol. **22** (1931), 595

Preissecker, E.: Das kolposkopische Bild der karzinomatösen Beläge. Wien. klin. Wschr. (1929) 1352

Rassler, R.: Der Ausstoßungsmechanismus des Menstruationsblutes unter dem Kolposkop. Inaugural-Diss. Jena (1950)

Ribbert, H.: Über das Gefäßsystem und die Heilbarkeit der Geschwülste. Dtsch. Med. Wschr. **30** (1904), 801—803

Ricker, G.: Relationspathologie — Pathologie als Naturwissenschaft, Springer-Verlag 1924

Rieck, G.: Über die praktische und wissenschaftliche Bedeutung der Vorsorgeuntersuchung zur Früherfassung und Prophylaxe des Portiokarzinoms. Z. ärztl. Fortb. **1** (1954) 17

Rocha, A. H.: Die Differentialdiagnostik kolposkopischer Befunde mit der Albothylprobe. Prophylaxe, Zbl. Sozialhyg., Gesundheitsvor. Grenzgebiete **103** (1971), 37—43

Rummel, A.: Kolposkopische und zytologische Befunde während und nach Behandlung mit Gestagenen. Geburtsh. u. Frauenheilk. **26** (1966), 593—596

Salzer, R. B.: Colposcopy- an Aid in the Detection of Early cancer an precancerons Conditions of the Cervix. Obstet. and Gynecol. **13**, (1959) 4

Scheffey, L. C., *W. R. Lang* and *Tatarion, G.*: An experimental program with Colposcopy. Amer. J. Obstet. **70** (1955) 2, 876—888

von *Scheidt, R. G.*: Kolposkopie-Kursus. Blaschker Verlag, Berlin

Schiller, W.: Untersuchungen zur Entstehung der Geschwülste. Virchows Archiv **263** (1927), 279

Schiller, W.: Zur klinischen Frühdiagnose des Portiokarzinoms. Zbl. Gynäkol. **52** (1928), 1886

Schiller, W.: Jodpinselung und Abschabung des Portioepithels. Zbl. Gynäkol. (1929) 53, 1056

Schmitt, A.: Colposcopy. American Academy of General Practice, 98 (1964) 98—197

Schneppenheim, P., *H. Hamperl*, *C. Kaufmann* und *K. G. Ober*: Die Beziehungen des Schleimhautepithels zum Plattenepithel an der Cervix uteri im Lebenslauf der Frau. Arch. Gynäkol. **190** (1958), 303

Scott, J. W., *P. Braß* und *D. Seckinger*: Colposcopy plus cytology. Amer. J. Obstet. Gynecol. **103** (1962), 336

Sebek, V., *K. Vesely*: Ein Beitrag zu der Kolposkopie während der Schwangerschaft Kolposkop. u. Zytolog. Studien in zwangloser Folge. H. 8, Georg Thieme — Leipzig (1962)

Smakhtina, O. L., *A. M. Aisarova*, *E. V. Isakova* u. a.: Colposcopic and cytological studies in pretumor and malignant changes in the cervix uteri. Voprosy onkologii (russ.) **21**, (1975) 10, 45

Stafl, A., *V. Dohnal* und *A. Linhartova*: Kolposkopische, histologische und Gefäßbefunde an der krankhaft veränderten Portio. Geb. Fra. **23** (1963), 437—445

Stafl, A., *A. Linhartova* und *V. Dohnal*: Das kolposkopische Bild des papillären Grundes, der atypischen Umwandlungszone und deren Pathogenese. Arch. Gynäkol. **204** (1967) 212, referiert in Geburtsh. u. Frauenheilk. 28 (1968), 893

Stafl, A., *F. Richard*, *Mattingly*: Colposcopic Diagnosis of Cervical Neoplasia. Obstet. Gynecol. **41** (1973), 168—176

Stafl, A., *R. F. Mattingly*: Angiogenesis of cervical neoplasia. Am. J. Obstet. Gynecol. **121** (1975) 6, 845

Steffen, F. W.: Über die Leistungsfähigkeit der Kolposkopie in der gynäkol. Sprechstunde. Dtsch. Gesundh. Wes. Nd. 24/4 (1969) 41, 1961—1964

Stoeckel, W.: Die Kolposkopie, die Diagnose und Therapie des Portiokarzinoms. Zbl. Gynäkol. (1942), 1590

Stoll, P., *H. G. Bach* und *M. Oppitz*: Die Portioerosion und ihre Bedeutung für die Frühdiagnostik des Karzinoms. Dtsch. med. Wschr. **83** (1958) 4, 146—149

Sugihara, S.: The morphological study of blood vessels in cervical carzinoma. Acta Med. Okayma **12** (1958), 261—280

Tatra, G. und *A. Kratochwil*: Über den Malignitätsindex kolposkopischer Atypien. Wien. Med. Wschr. **119** (1969), 785—787

Timonen, S. und *B. Meyer*: Correlation between Colposcopy. Cytology and Histology. Ann. Chir. Gynaec. Fenn. **52** (1963), 338—350

Toger, A. E. und *E. V. Kokhanevich*: Microvascularization of the uterine cervix in intraepithelial and invasive cancer. Woprosy onkologii **19** (1973) 10, 3

Tosetti, K.: Methodik und Ergebnisse von kolposkopischen Rechenuntersuchungen. Dtsch. Gesundh. Wes. **10** (1955) 16, 580—582

Tovell, H. M. M., *P. Banogan* und *A. D. Nash*: Cytology and colposcopy in diagnosis and management of preclinical carcinoma of cervix uteri. Learning experience Am. J. Obstet. Gynecol. **124** (1976) 8, 924

Treite, P.: Die Frühdiagnose des Plattenepithelkarzinoms am Collum uteri. F. Enke Verlag, Stuttgart (1944)

Treite, P.: Zur Leistungsfähigkeit der Kolposkopie Zbl. Gynäkol. (1942) 1458

Treite, P.: Leukoplakie und Karzinom. Zbl. Gynäkol. (1952) 1570

Verschoof, K. J. H.: Über die Toluidinblauprobe in der kolposkopischen Diagnostik. Mitt.blatt Ges. Bekämpfg. Krebskrankh. Nordrhein-Westfalen, **5** (1969), 524—525

Vetter, H.: Zur Frühdiagnose des Portiokarzinoms. Gynaecologia (Basel) **134** Suppl. 2 (1957), 154—191

Vikshraitis, Ch. Ju. und *N. P. Motejunene*: Colposcopic recognition of the cervical precancer in females working with certain industrial poisons. Voprosi onkologii **18** (1972) 12, 41

Volfson, N. T.: The Genesis of Glandlike Changes of Uterine Cervix. Neoplasma **20** (1973) 2, 189

Wagner, D. und *O. Fettig*: Zytologische und histologische Untersuchungen zur atypischen Umwandlungszone. Geburtsh. u. Frauenheilk. 1961

Walz, W.: Erfahrungsbericht über die Früherfassung des Portiokarzinoms unter besonderer Berücksichtigung der Kolpomikroskopie. Ztschr. Geburtsh. Gynäkol. **144** (1955) 2, 117—154

Walz, W.: Früherfassung des Portiokarzinoms mit Hilfe der Kolposkopie, Zytologie und Kolpomikroskopie, referiert in Geburtsh. u. Frauenheilk. **15** (1955), 949

Walz, W.: Über die Genese der sogenannten indirekten Metaplasie im Bereich des Müllerschen Gang-Systems. Z. Geb. Gynäcol. **151** (1958), 1—21

Weiser, P.: Infrarotphotographie in der Gynäkologie. Zbl. Gynäkol. **85** (1963), 1003–1008

Wespi, H. J.: Entstehung und Früherfassung des Portiocarcinoms. Benno-Schwabe-Verlag, Basel (1946)

Wespi, H. J. und *W. Lotmar:* Fortschritte der Kolpophotographie und ihre Bedeutung. Gynaecologia (Basel) (1954) 5

Wespi, H. J.: Colpophotography. J. Biol. Photogr. Ass. **26** (1958), 59–68

Wespi, H. J.: What is the place of colposcopy in modern practice? J. Reproduct Med. B. I. Nr. 1 1968 Chicago, Lying- in Hospital

Wespi, H. J.: Die Rolle der Kolposkopie bei der Diagnose und beim Ausschluß des Zervixkarzinoms Minerva Ginec. **22** (1970), 1148–1152

Wespi, H. J.: Stereokolpophotographie. Schweiz. Z. Gynäkol. Geburtsh. **2** (1971), 512–514

Wyß, H. J.: Zusammenhang zwischen kolposkopischem und histologischem Befund in der Schillerschen Abschabung. Arch. Gyn. **194** (1961), 365 bis 394

Youssef, A. F.: Colposcopy. J. Obstet. Gynaecol. of the British Empire

Zinser, H. K. und *G. Kern:* Kritische Betrachtungen zur Karzinomfrühdiagnostik. Geburtsh. u. Frauenheilk. **18** (1958) 2, 105–118

Zinser, H. K. und *K. H. Rosenbauer:* Untersuchungen an der gefäßinjizierten Cervix uteri. Geburtsh. u. Frauenheilk. **20** (1960), 658–660

Zinser, H. K.: Studien an der gefäßinjizierten Cervix. Geburtsh. u. Frauenheilk. **20** (1960), 651–657

Zinser, H. K. und *K. A. Rosenbauer:* Untersuchungen über die Angioarchitektonik der normalen und pathologisch veränderten Cervix uteri. Arch. Gynäkol. **194** (1960), 73–112

Zinser, H. K., H. Meißner und *H. P. Bötzelen:* Diagnostische und therapeutische Betrachtungen an 403 Frischfällen. Geburtsh. u. Frauenheilk. **23** (1963) 4, 321–342

Zweifel, E.: Zur Frühdiagnose des Uteruskarzinoms durch Kolposkopie. Münch. med. Wschr. (1933) 1145

Sachregister[1]

[1] Halbfette Ziffern beziehen sich auf die Tafelseiten

TAFELTEIL

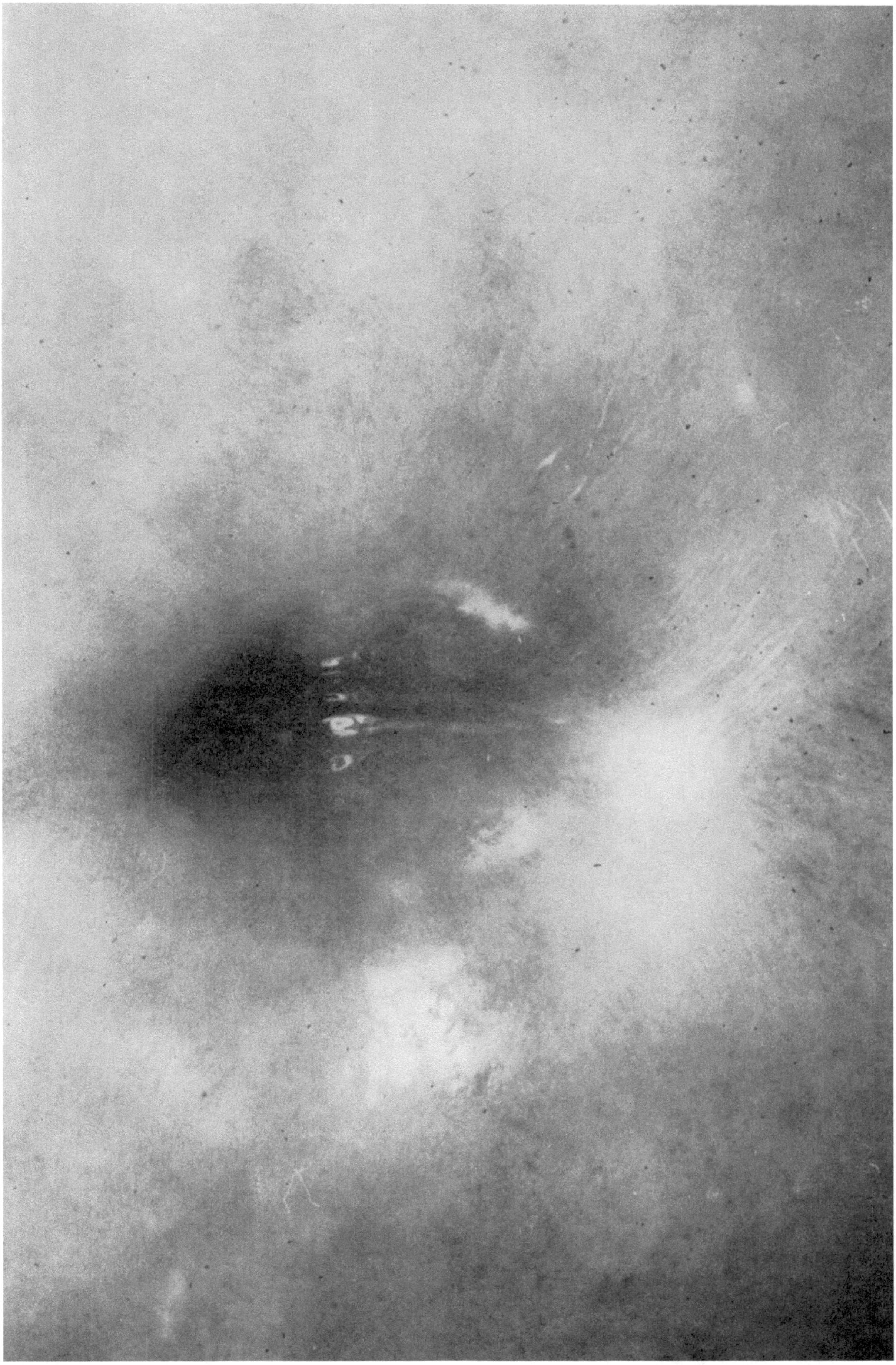

Tafel 1 **Originäres Plattenepithel**

Originäre Portio in der frühen Menopause mit verdünntem Plattenepithel, bei glatter Oberfläche normale Netzwerkkapillaren und Fehlen stärkerer Gefäße, mit grübchenförmigen Muttermund und klarem Zervixschleim.

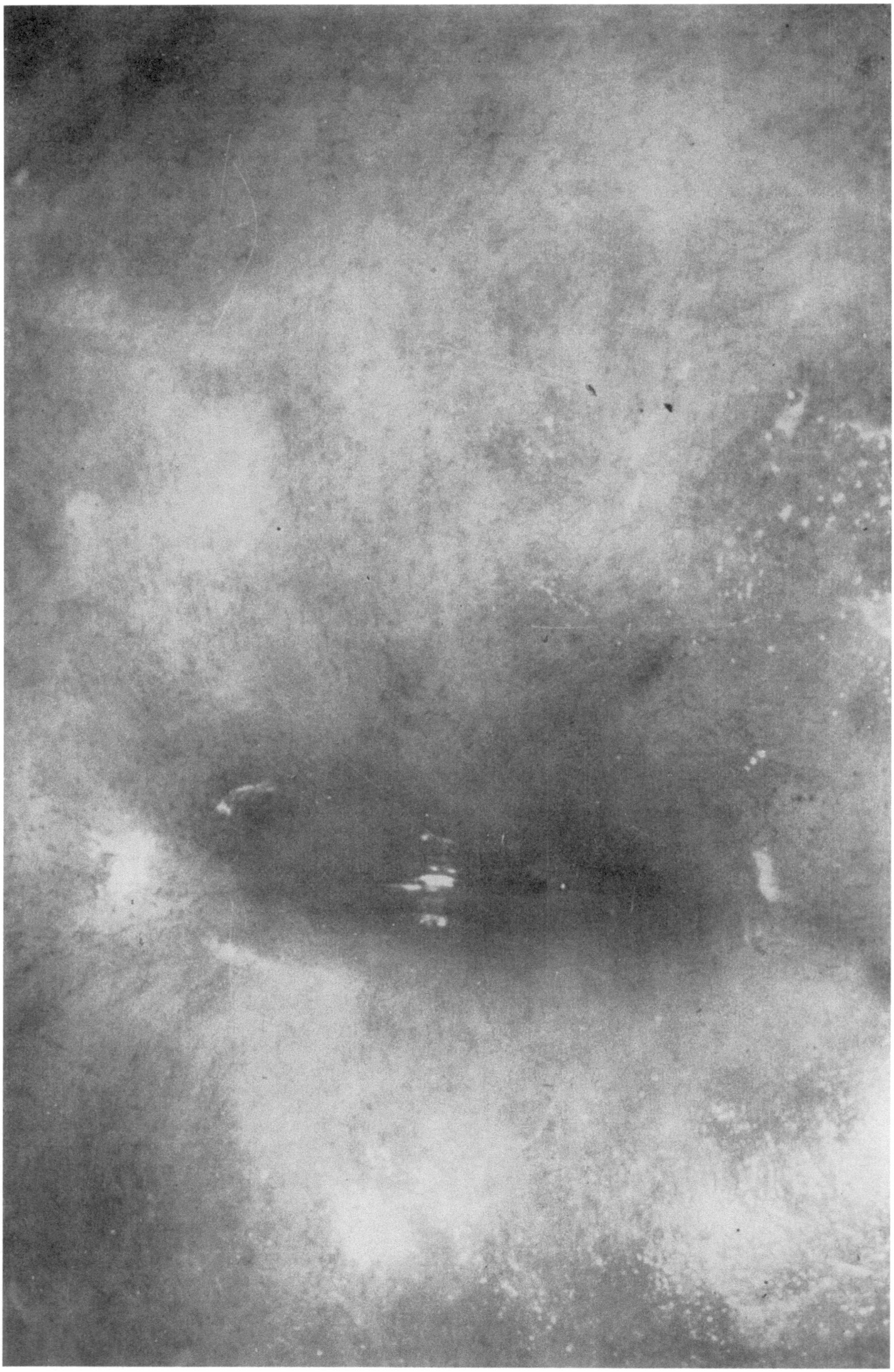

Tafel 2 Originäres Plattenepithel

Klinisches Idealbild der originären Portio einer geschlechtsreifen Frau mit normalgeschichtetem Plattenepithel, granuliertem Oberflächenrelief, Normalgefäßen vom Haarnadeltyp und Netzwerktyp, spiegelnder Oberfläche und klarem Zervixschleim.

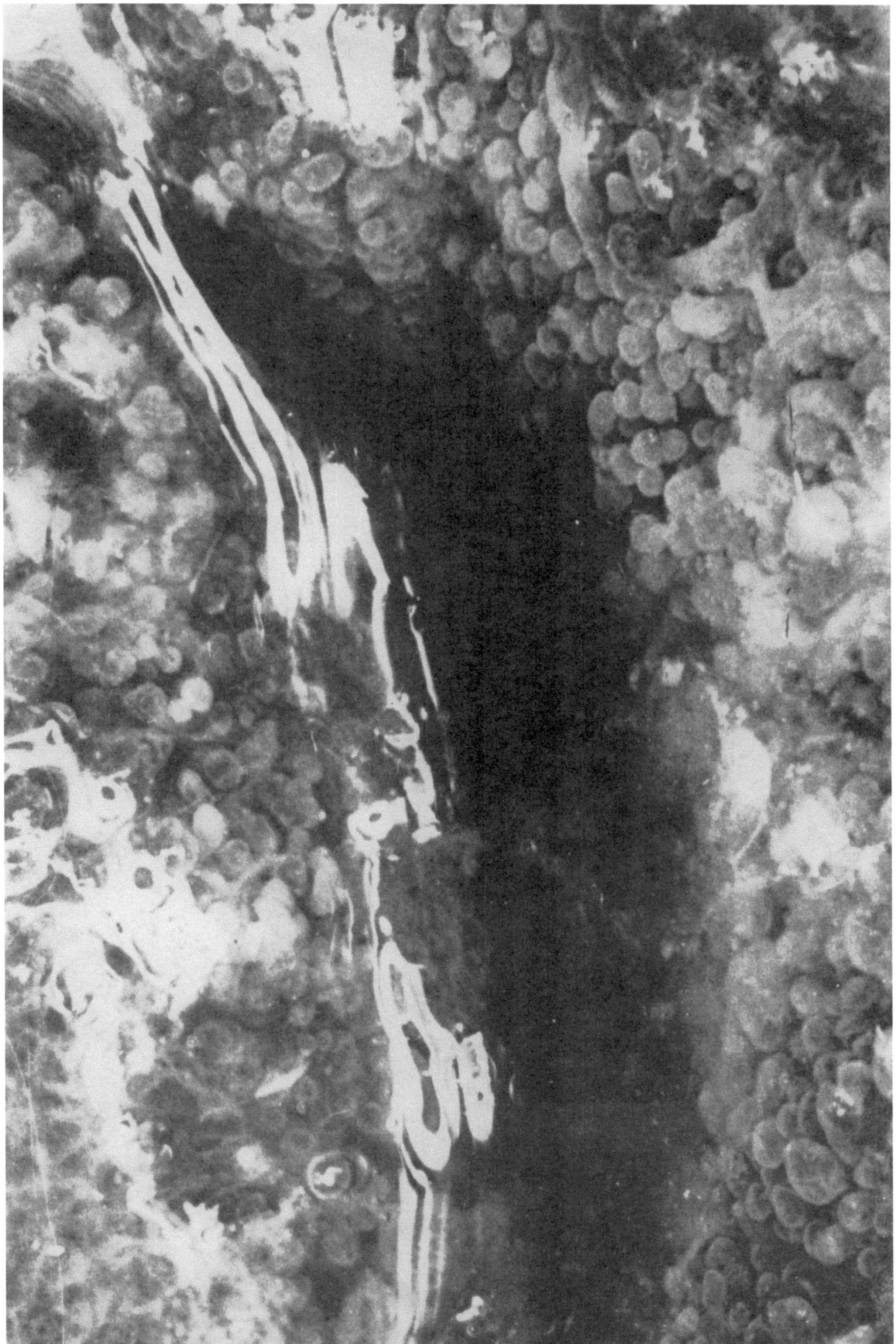

Tafel 3 **Zylinderepithel**

Papillär bis villöse Ektopie nach Anwendung von 3%iger Essigsäure vom Zervikalkanal bis weit auf die Portio reichend, bei Anwendung hormonaler Kontrazeptiva starke Schleimsekretion.

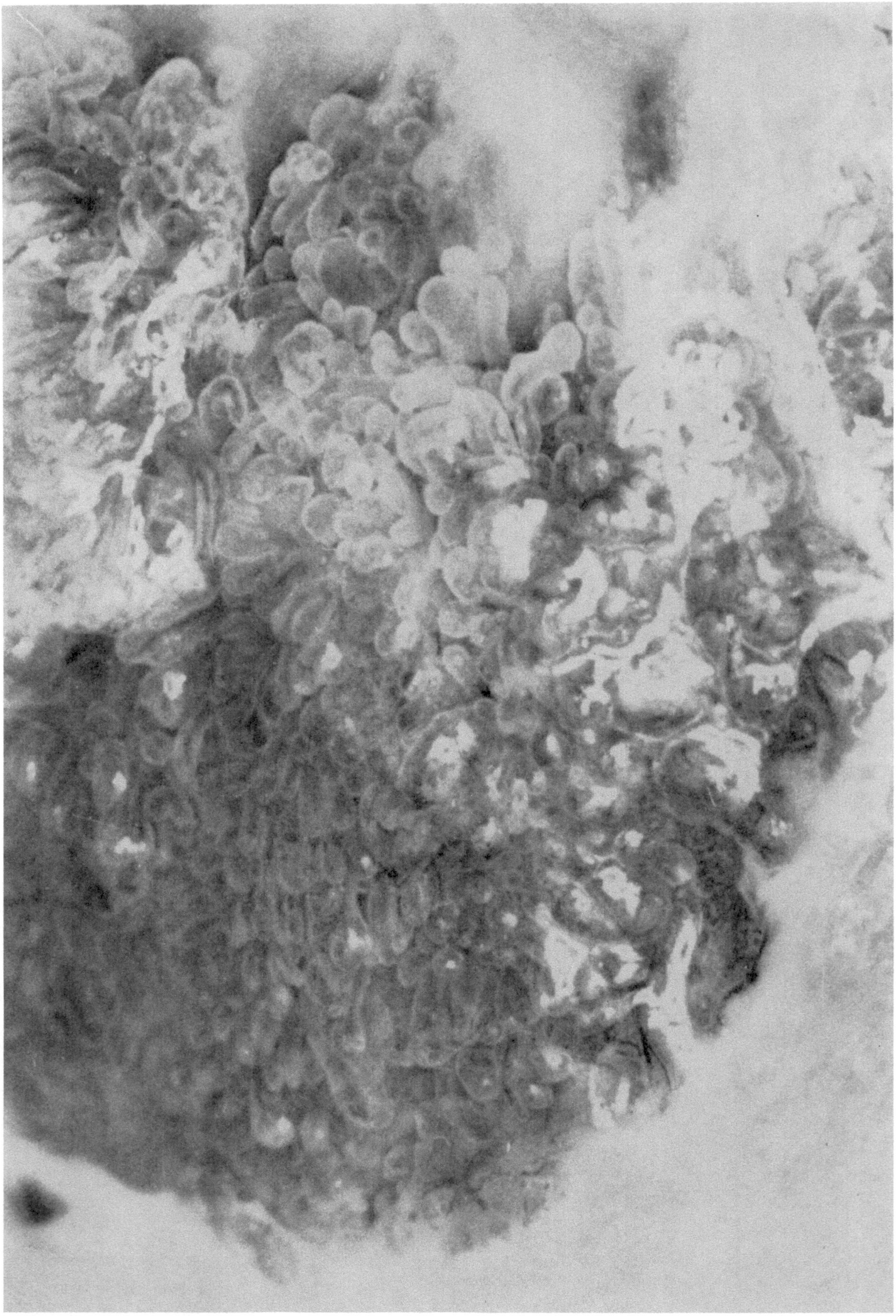

Tafel 4 **Zylinderepithel**

Papilläre Ektopie nach 3%iger Essigsäureanwendung. Deutliche Abgrenzung zum Plattenepithel, in den Grenzgebieten sind die Gefäße bei nachlassender Essigsäurewirkung schon wieder sichtbar.

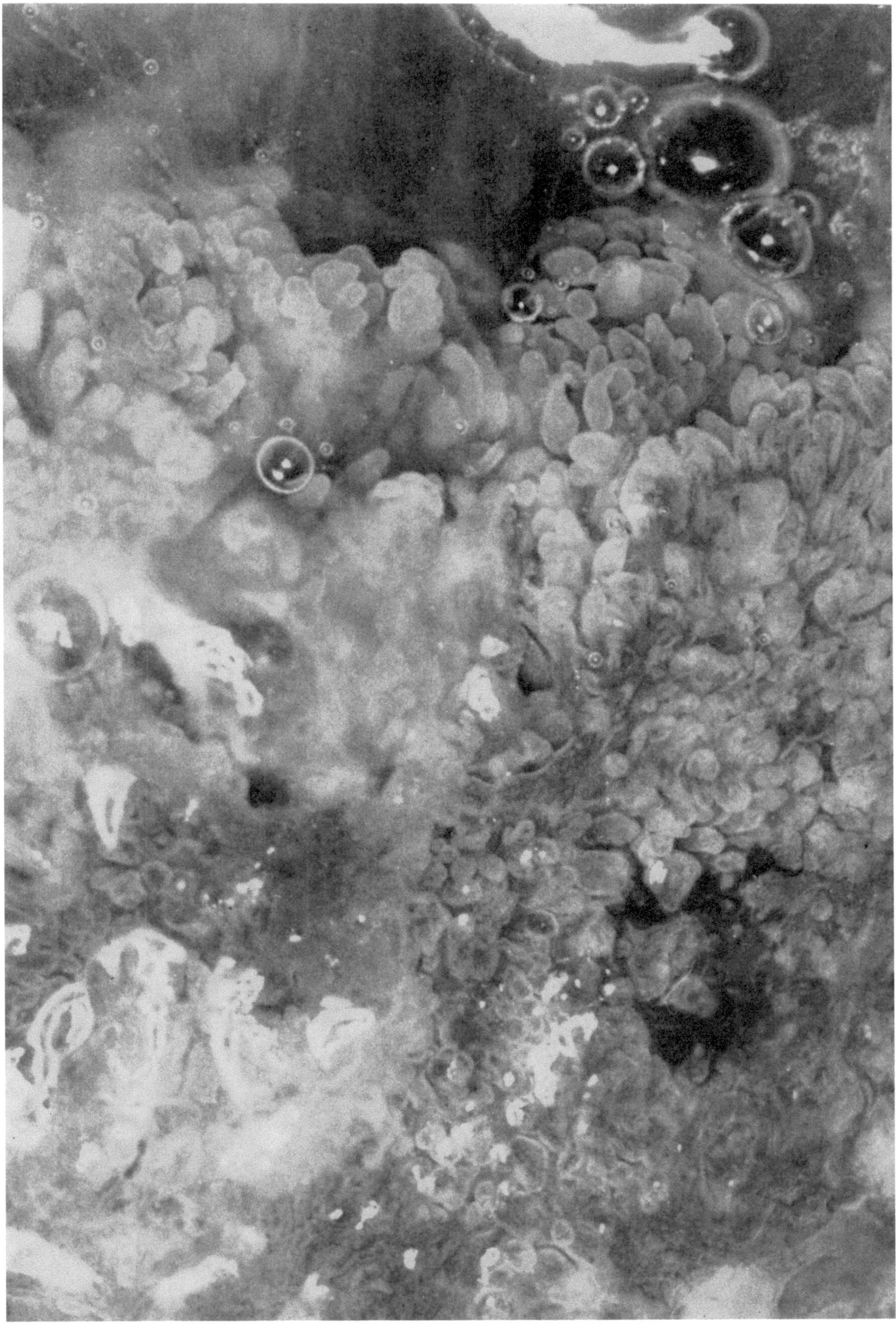

Tafel 5 **Zylinderepithel**

Polypöse Ektopie mit den Zeichen der Entzündung in der Frühgravidität, starke Vaskularisation, Hypersekretion bei teilweise trübem Schleim, nach Essigsäureanwendung.

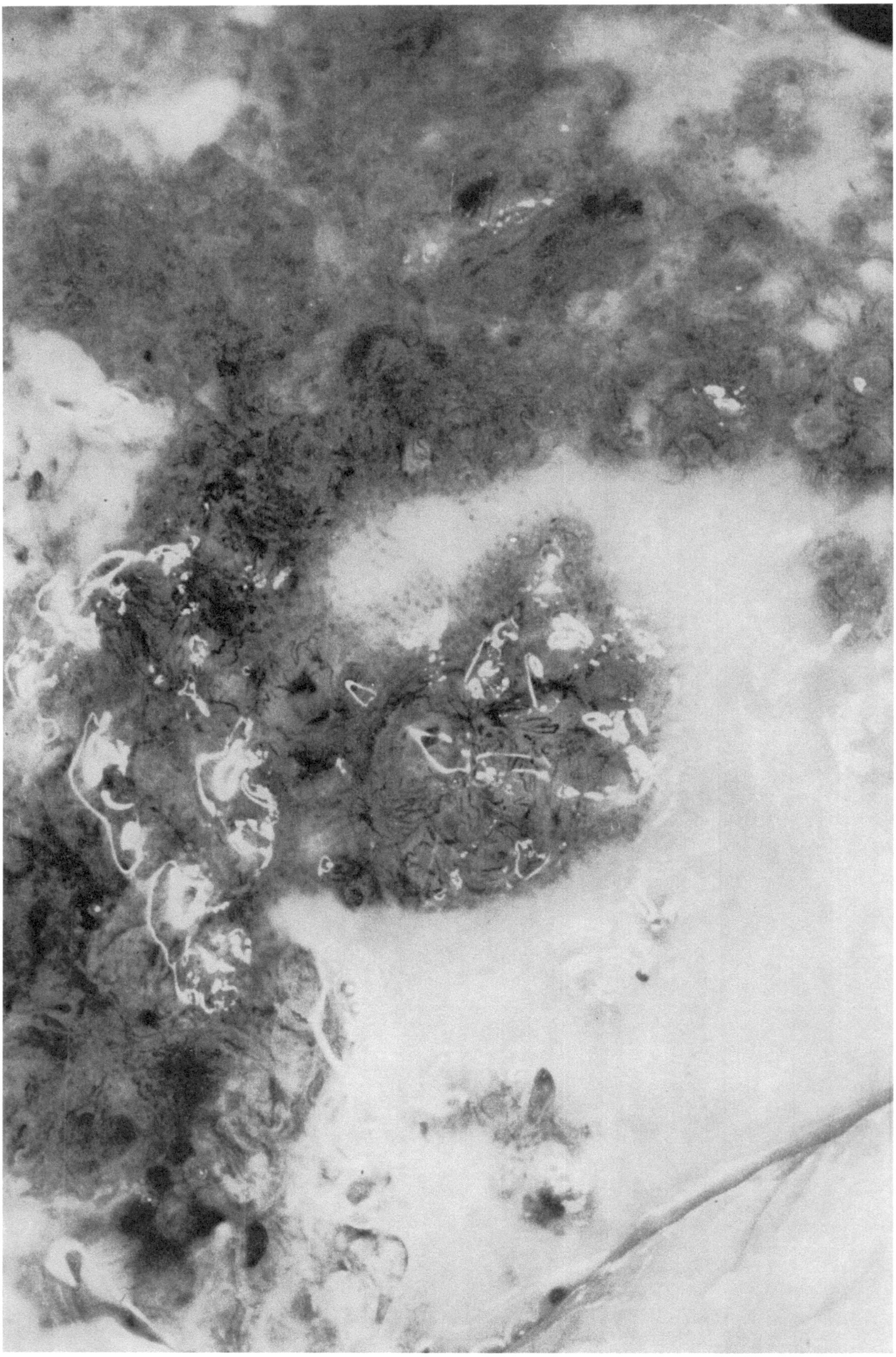

Tafel 6 **Zylinderepithel und Umwandlungszone**

Ektopisches Zylinderepithel mit Arealen beginnender metaplastischer Umwandlung ohne Anwendung von Essigsäure. Es kann makroskopisch und kolposkopisch leicht für ein Karzinom gehalten werden, da bei entzündlicher Überlagerung eine Verwechslung mit dem neoplastischen Gefäßbild vom Typ der atypischen Haarnadelkapillaren möglich ist. Essigsäureanwendung ist deshalb obligat für die Kolposkopie.

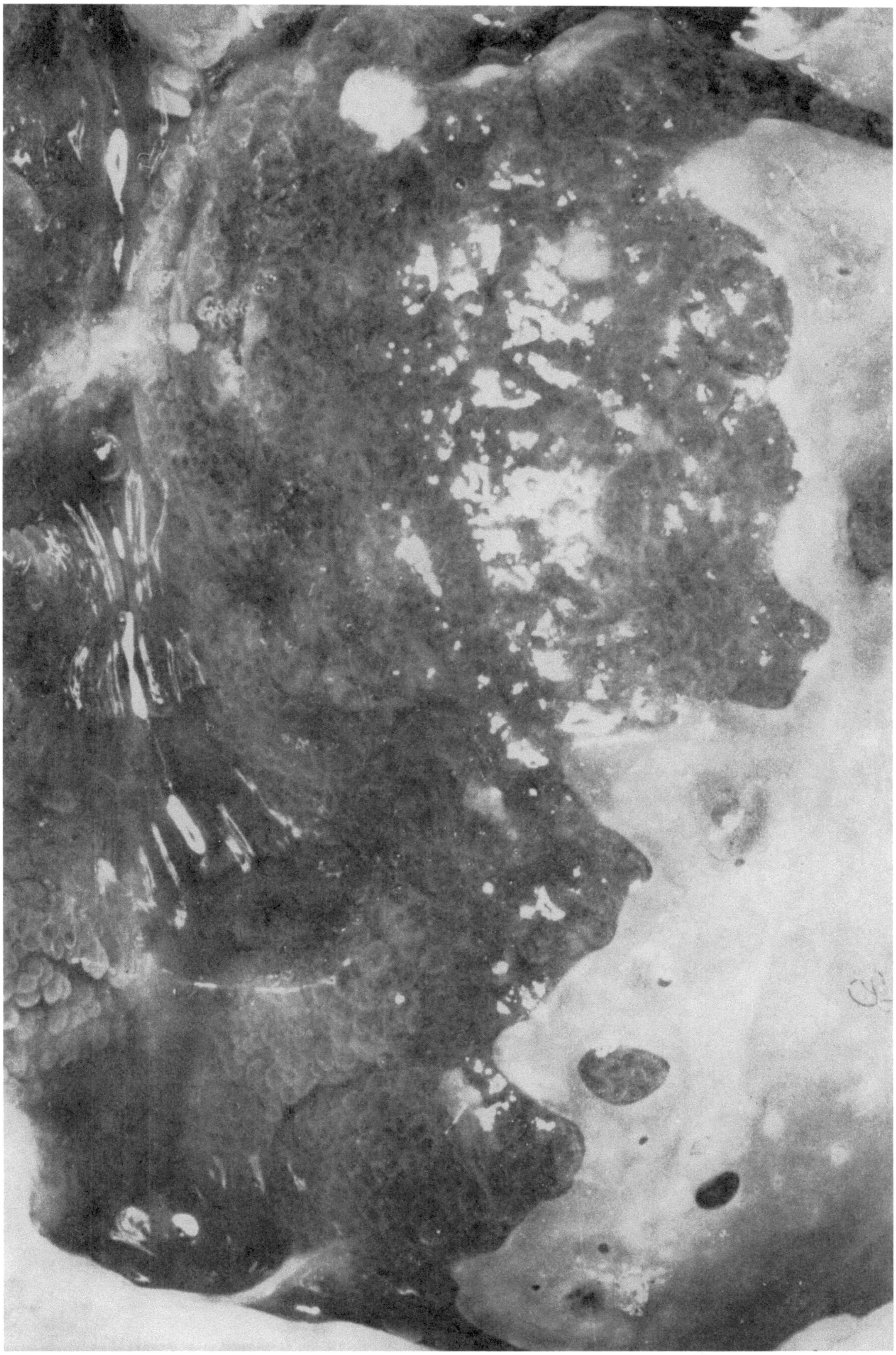

Tafel 7 **Zylinderepithel und Umwandlungszone**

Nach Anwendung von Essigsäure sehen wir kleine rundliche Träubchen auf der Portiooberfläche als kolposkopischer Ausdruck der Verformung der Cervix uteri im Sinne einer Ektropionierung in Abhängigkeit von der Ovarialfunktion der Frau. Die Gefäße unter dem Zylinderepithel sind nach Anwendung der Essigsäure im Unterschied zu neoplastischen Gefäßen nicht mehr sichtbar. Vom Rande der Ektopie wächst metaplastisches Plattenepithel ein, das im Niveau des originären Epithels liegt und sich nach Essigsäureanwendung weiß anfärbt.

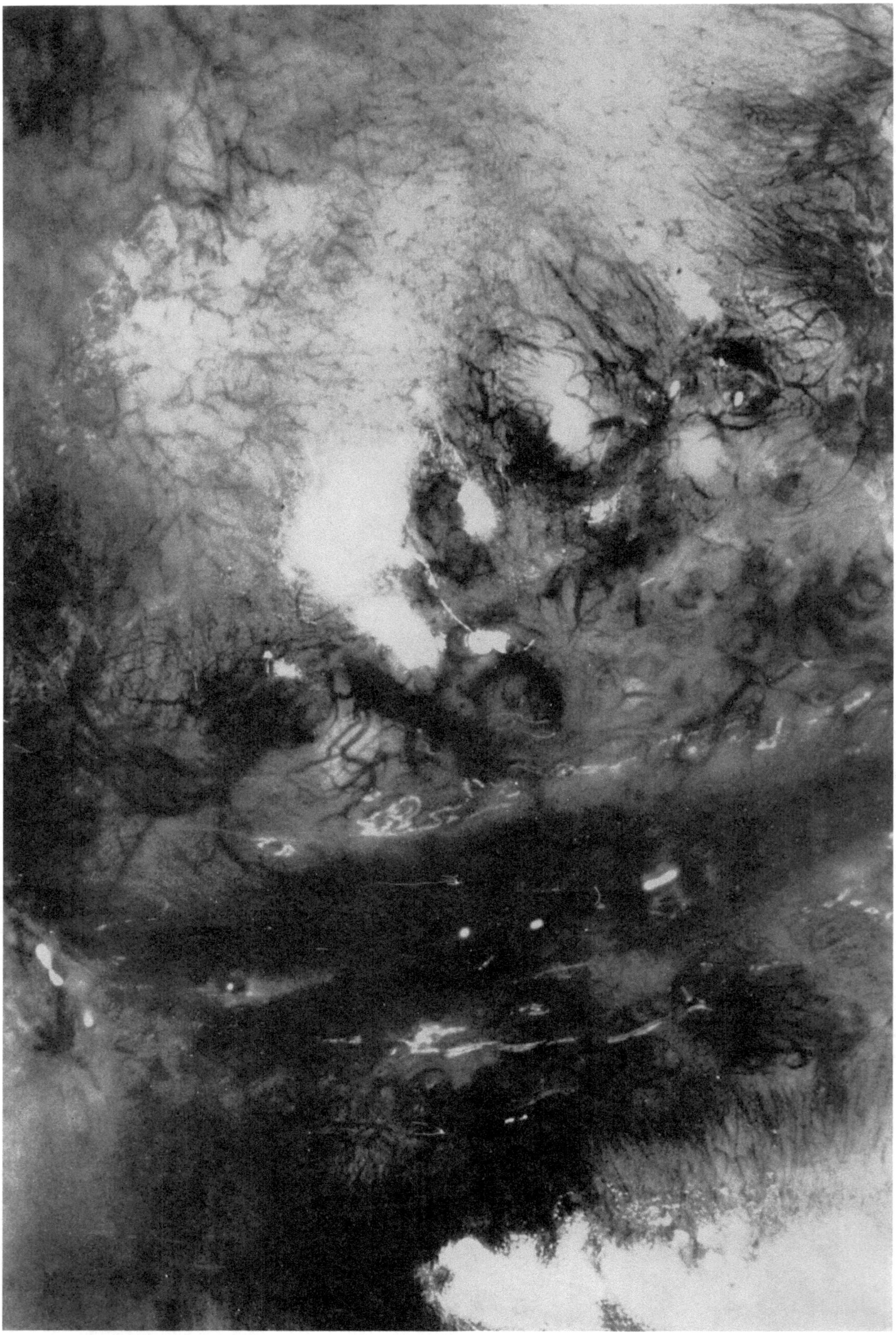

Tafel 8 **Umwandlungszone**

Bei der offenen Umwandlungszone findet man wieder Plattenepithel auf der Portio, das nicht mit dem Plattenepithel der originären Portio vergleichbar ist. Es steht als eine „Haut sui generis" mit seiner eigenen biologischen Wertigkeit zwischen dem originären Plattenepithel und dem Zylinderepithel der Ektopie. Das kolposkopisch bunte Bild der Umwandlungszone ist charakterisiert durch „Drüsen" innerhalb des Plattenepithels als Residuen des vorher ektopisch gewesenen Zylinderepithels. Die Gefäße der Umwandlungszone verzweigen sich ast-, büschel- oder besenreiserförmig. Normale Verzweigungsgefäße und „Drüsen" sind die Kriterien der Umwandlungszone.

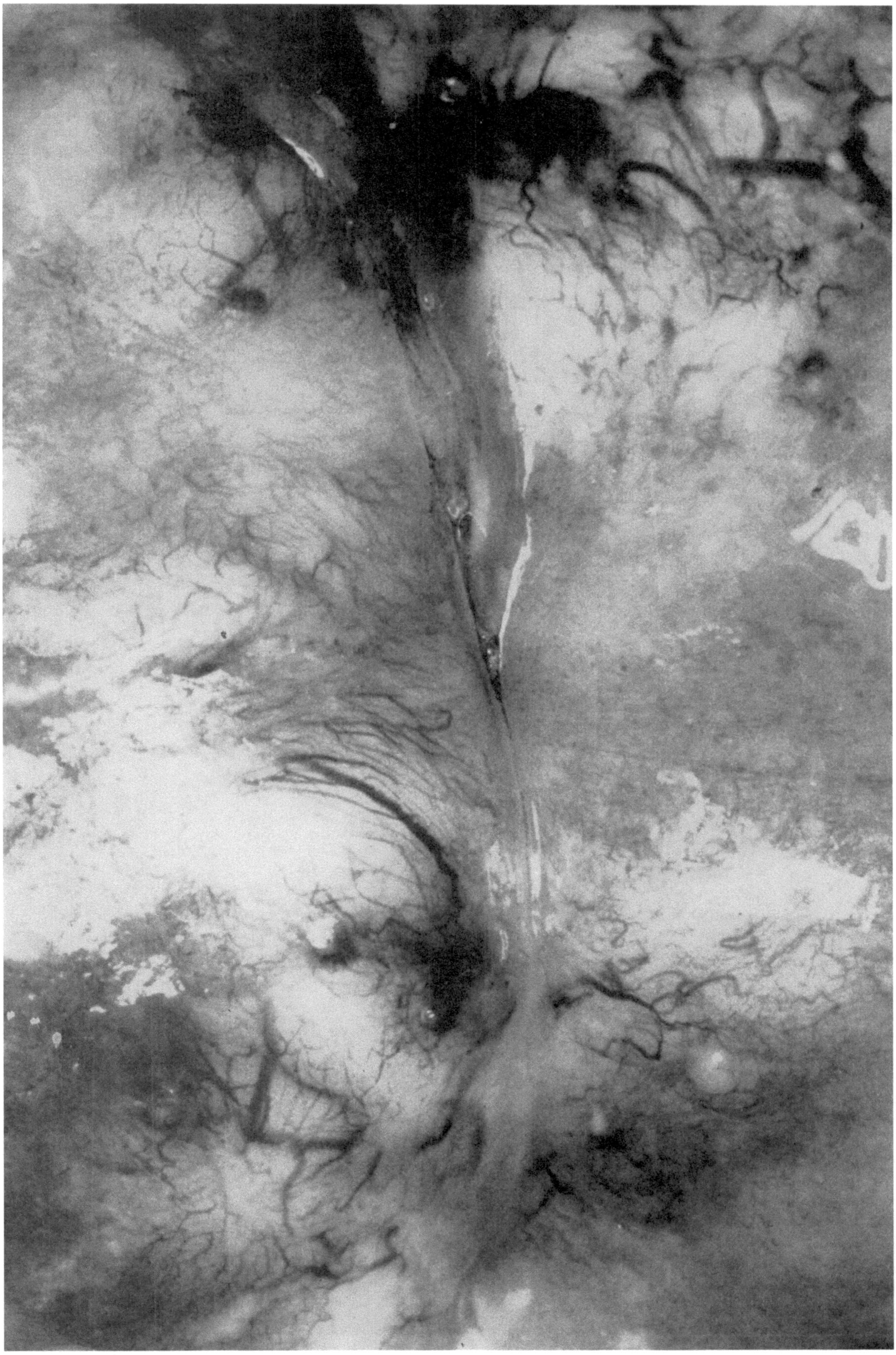

Tafel 9 **Umwandlungszone**

Geschlossene Umwandlungszone. Die Überhäutungsvorgänge sind abgeschlossen. Wir finden keine Drüsenöffnungen mehr, dafür aber kleine und große Retentionszysten, über denen das typische Gefäßbild der Umwandlungszone besonders deutlich zu erkennen ist. Hier verzweigen sich die Gefäße echt dichotomisch bei kontinuierlich abfallendem Durchmesser. Selten findet man variköse Gefäße. Pulsatorische Verengungen und Erweiterungen der Gefäße sind möglich.

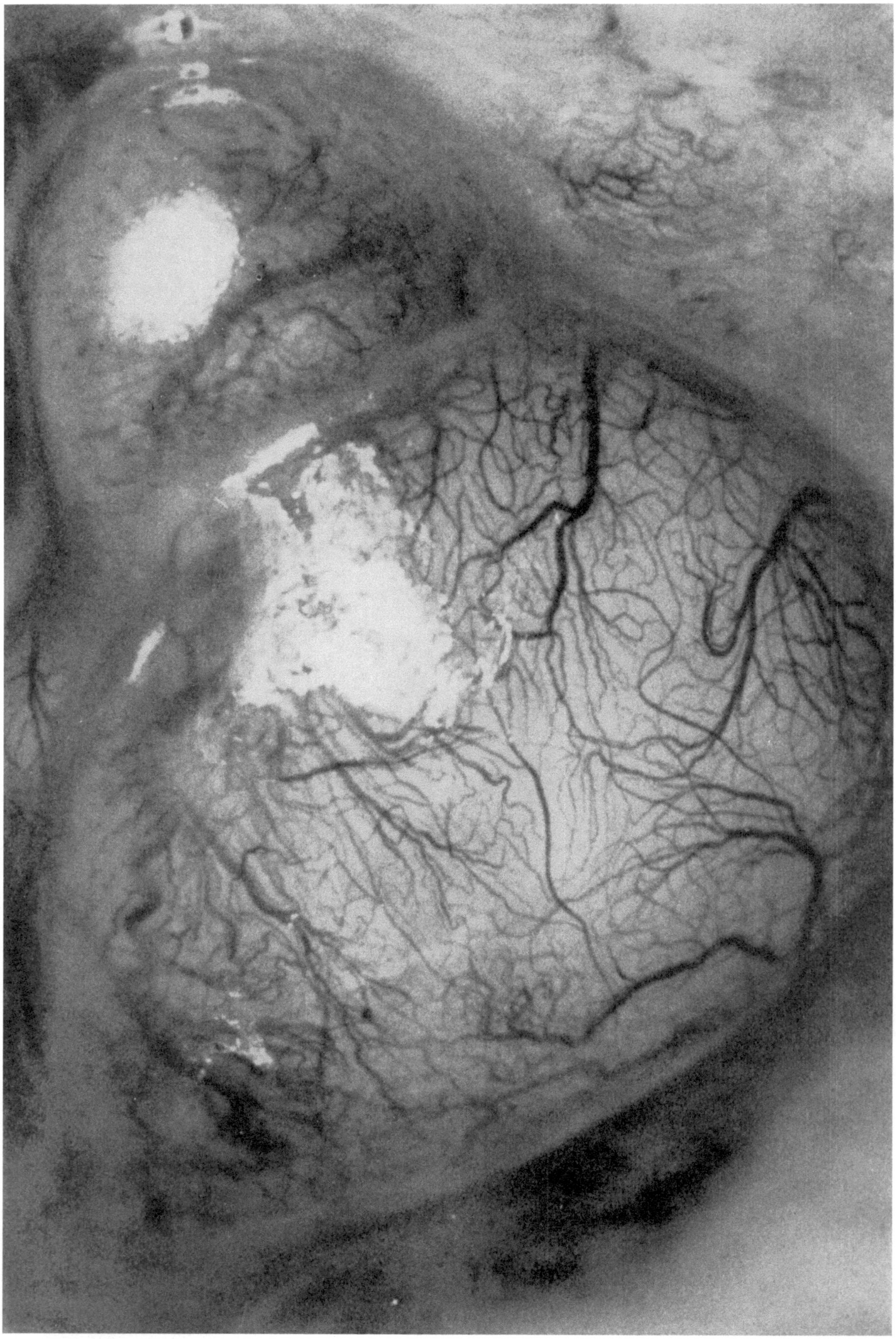

Tafel 10 **Umwandlungszone**

Ovula Nabothi sind große Retentionszysten. An ihnen sieht man besonders deutlich die typischen, sich normal verzweigenden Gefäße der Umwandlungszone. Manchmal können sich diese Gefäße, wie aus ihrer Entstehung auch erklärlich, überkreuzen. Das Gefäßbild ist ruhig.

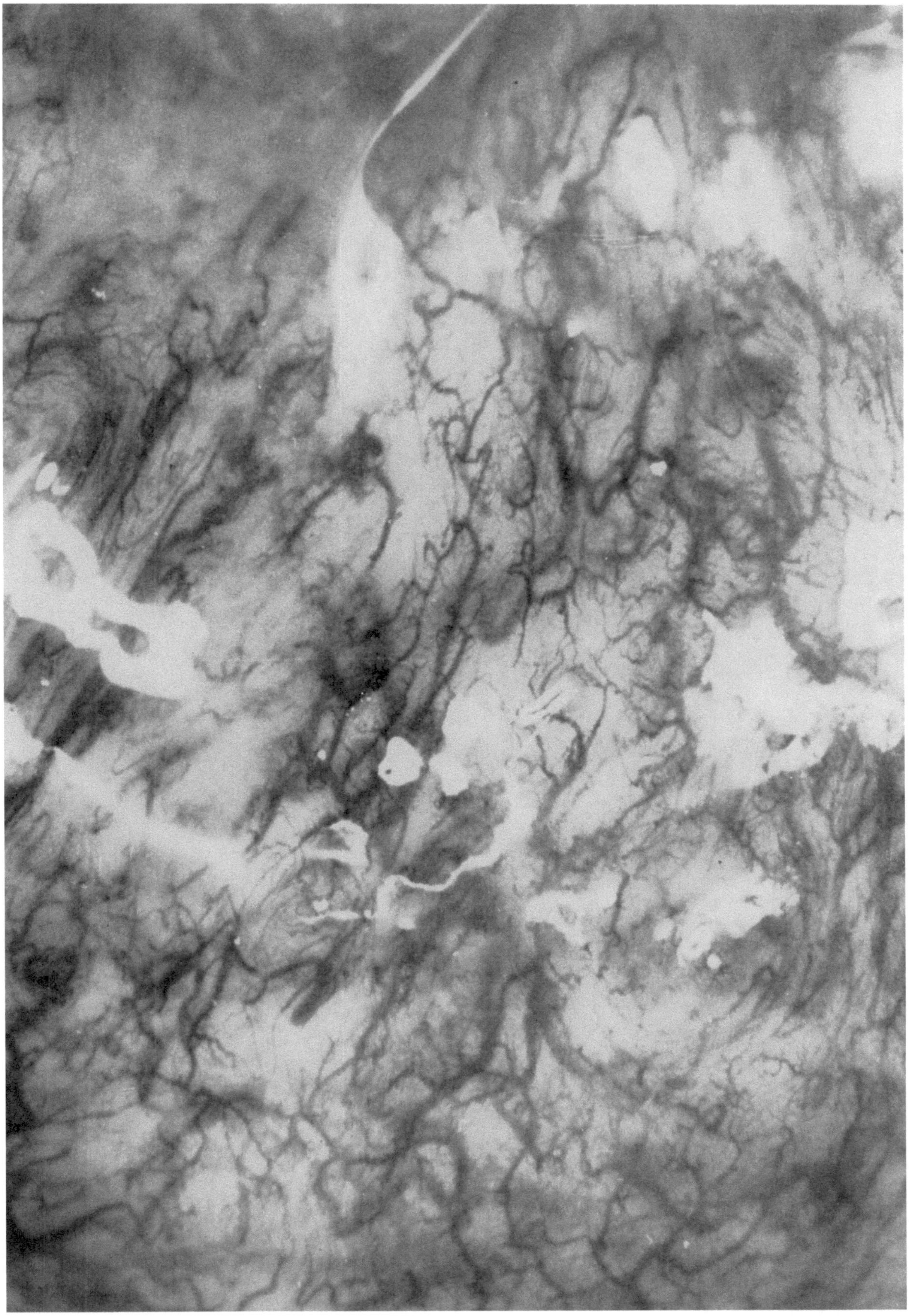

Tafel 11 **Umwandlungszone**

Die gefäßreiche Umwandlungszone zeigt oft Gefäße vom Verzweigungs- und vom Netzwerktyp. Wir finden dieses Bild bei dünnem metaplastischem Plattenepithel, bei dem auch Terminalgefäße durchscheinen können.

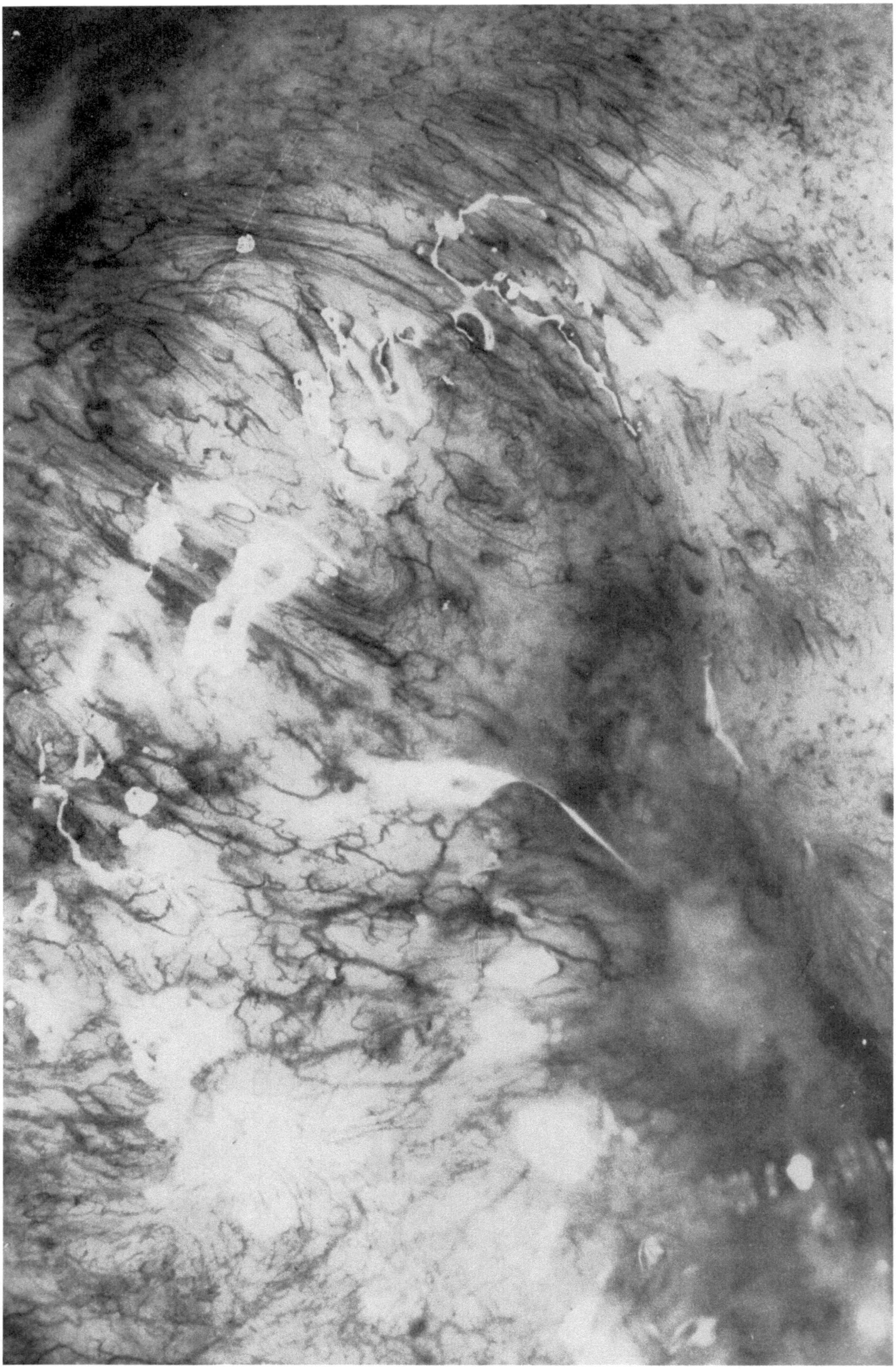

Tafel 12 **Umwandlungszone**

Gefäßreiche Umwandlungszone mit zahlreichen, langgezogenen, aber sich normal aufteilenden Gefäßen. Daneben sind Gefäße vom normalen Netzwerk- und Haarnadeltyp sichtbar.

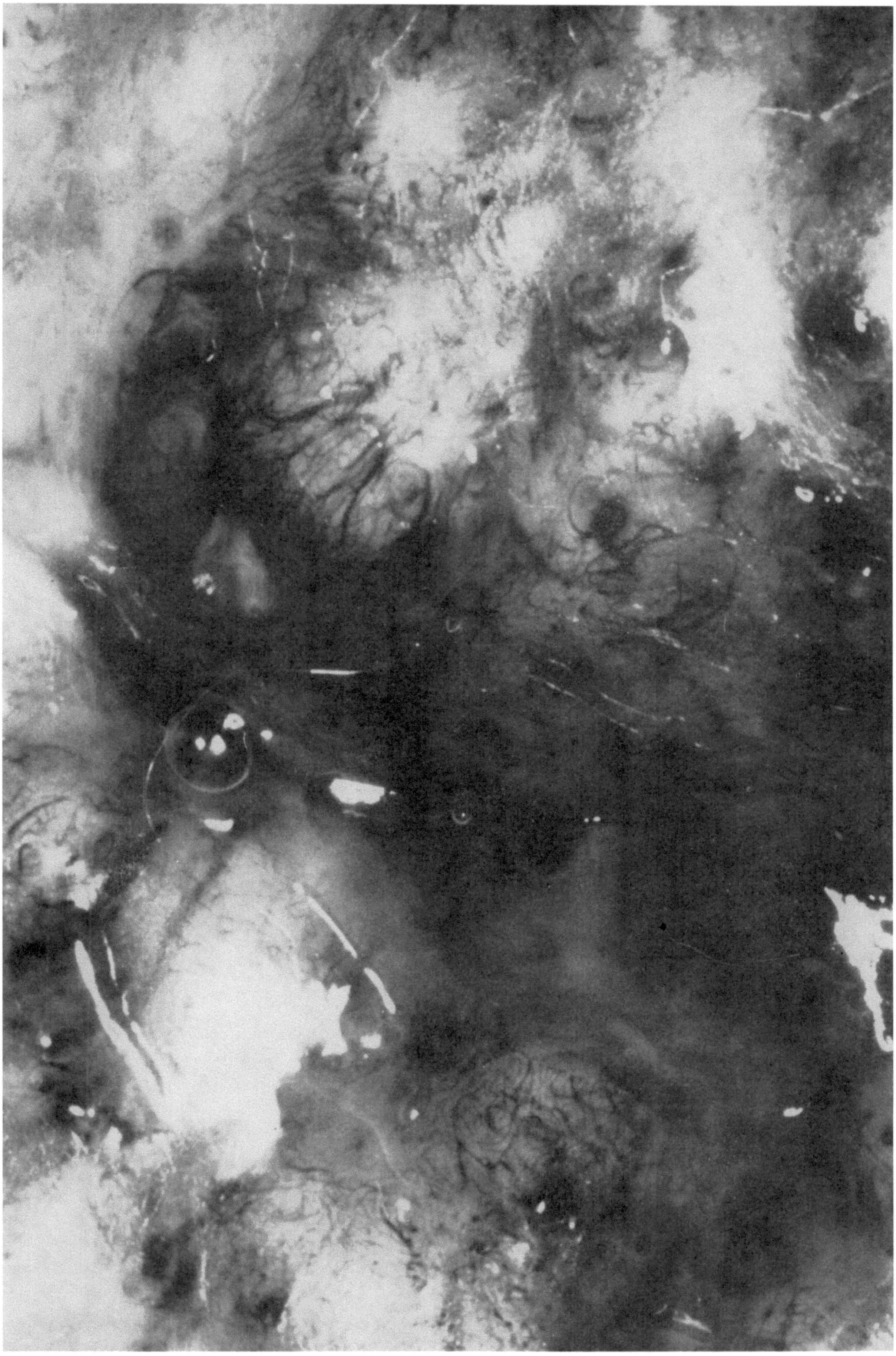

Tafel 13 **Umwandlungszone**

Bei der gefäßreichen Umwandlungszone sprossen oft vom Rande her in das Überhäutungsgebiet teilweise großkalibrige, sich schnell verzweigende Gefäße, ein. Dazwischen sieht man Gefäße vom Netzwerktyp. Die gefäßreiche Umwandlungszone ist der Ausdruck einer sehr schnellen Regeneration und sollte deshalb sehr genau kolposkopisch und zytologisch kontrolliert werden, um eine pathologische Regeneration baldmöglichst zu erfassen.

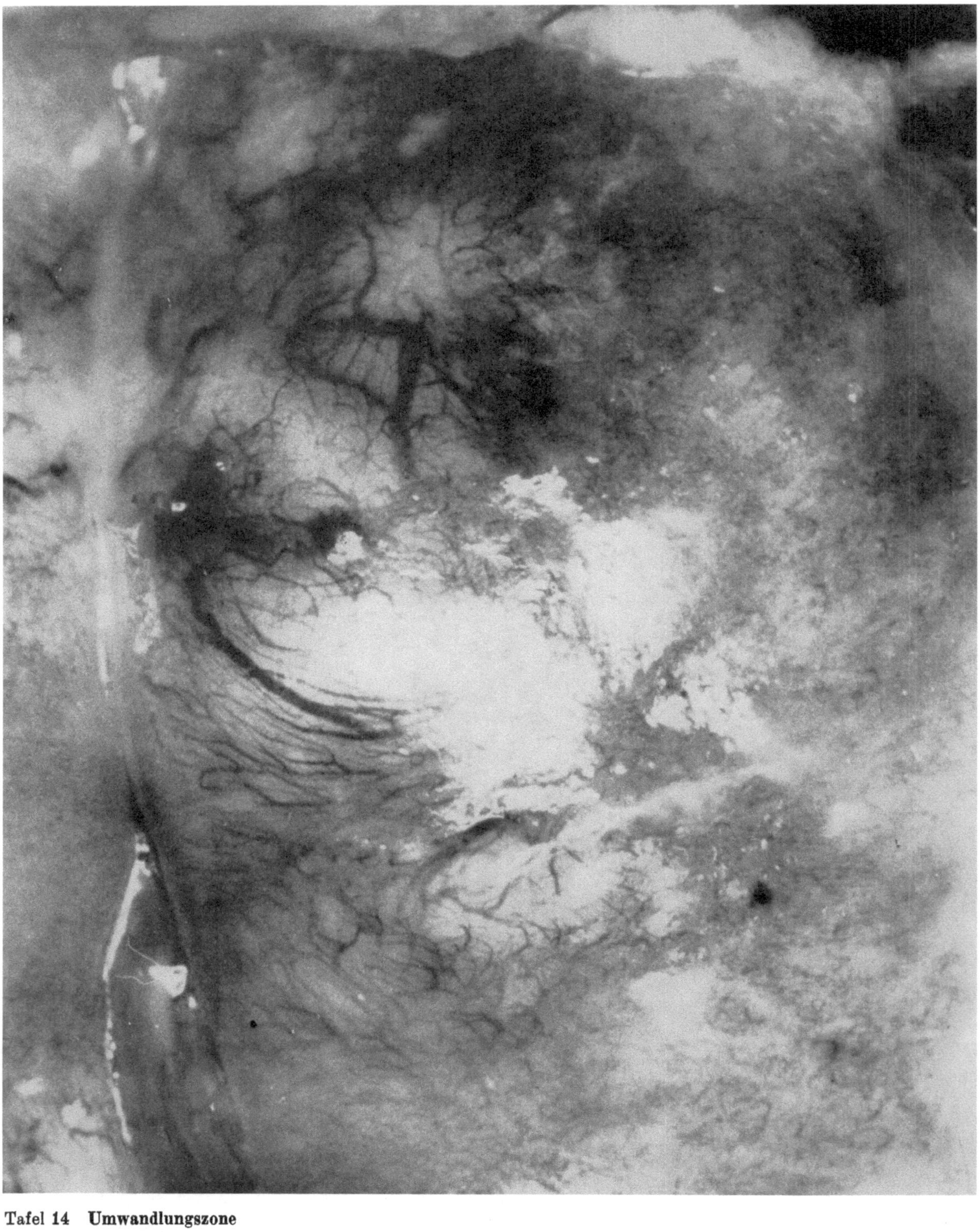

Tafel 14 **Umwandlungszone**

Restierende großkalibrige Gefäße einer alten geschlossenen Umwandlungszone.

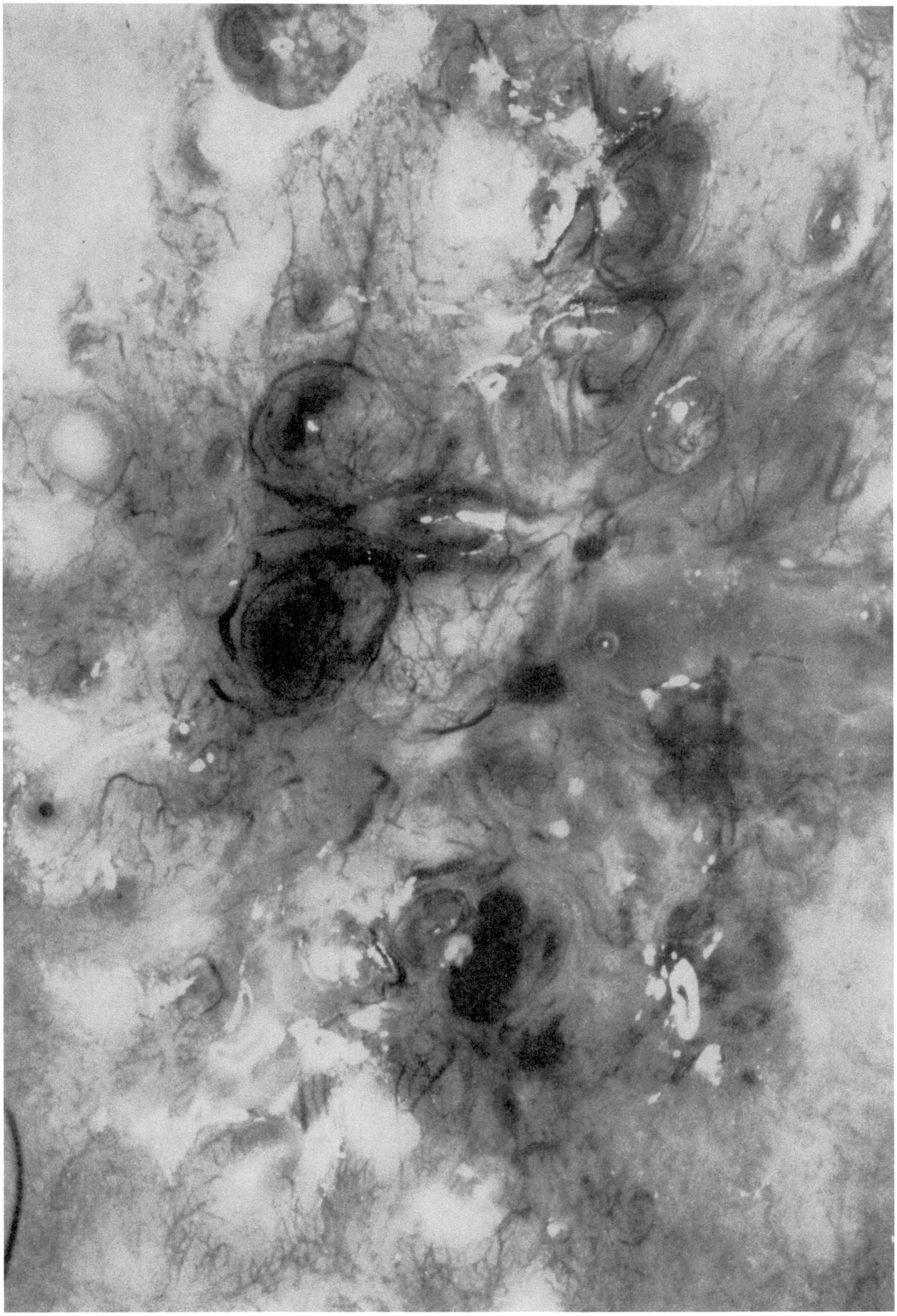

Tafel 15 Gefäßatypien

Gefäßatypien sind in der atypischen Umwandlungszone im engeren Sinne häufig. Hier sind die Befunde zusammengefaßt, deren Wertung und Deutung dem Erfahrenen Schwierigkeiten bereiten und meist an Hand der Gefäßatypien eingeordnet werden (Synonyme sind verdächtige Umwandlungszone, abnorme Umwandlungszone). Sie bedarf auf jeden Fall besonderer Aufmerksamkeit. Wir finden hier reichhaltige Vaskularisation mit unregelmäßigem Gefäßverlauf, Kaliberabbrüchen, Kaliberschwankungen, weißlich-verhornte Drüsenöffnungen, um Drüsenöffnungen kreisförmig verlaufende Gefäße, daneben anscheinend gefäßlose Areale und Verhornungsneigung.

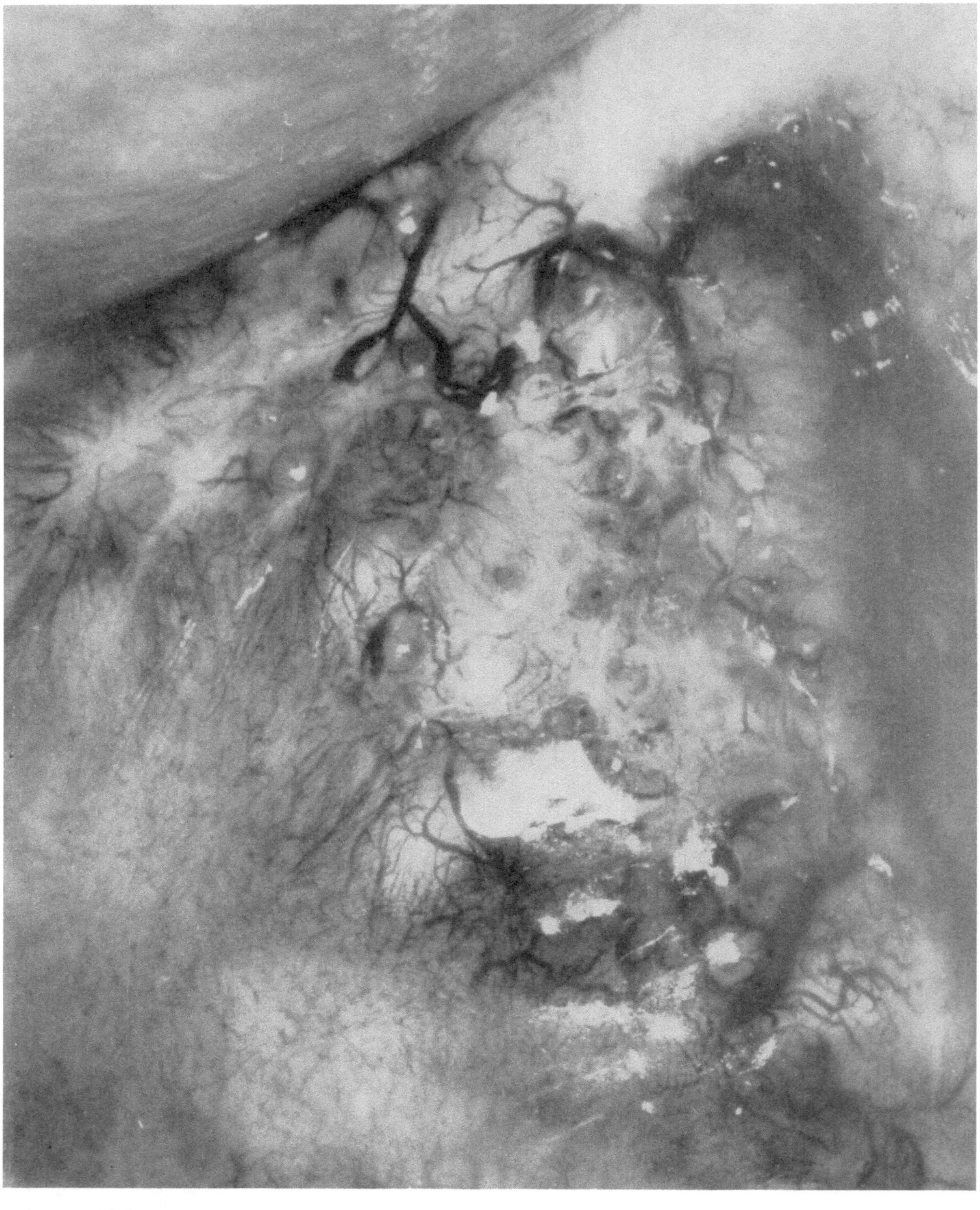

Tafel 16 **Gefäßatypien**

Neben sich normal aufzweigenden Gefäßen, offenen Drüsen und kleinen Retentionszysten sind am oberen Bildrand atypische Gefäßabbrüche nachweisbar.

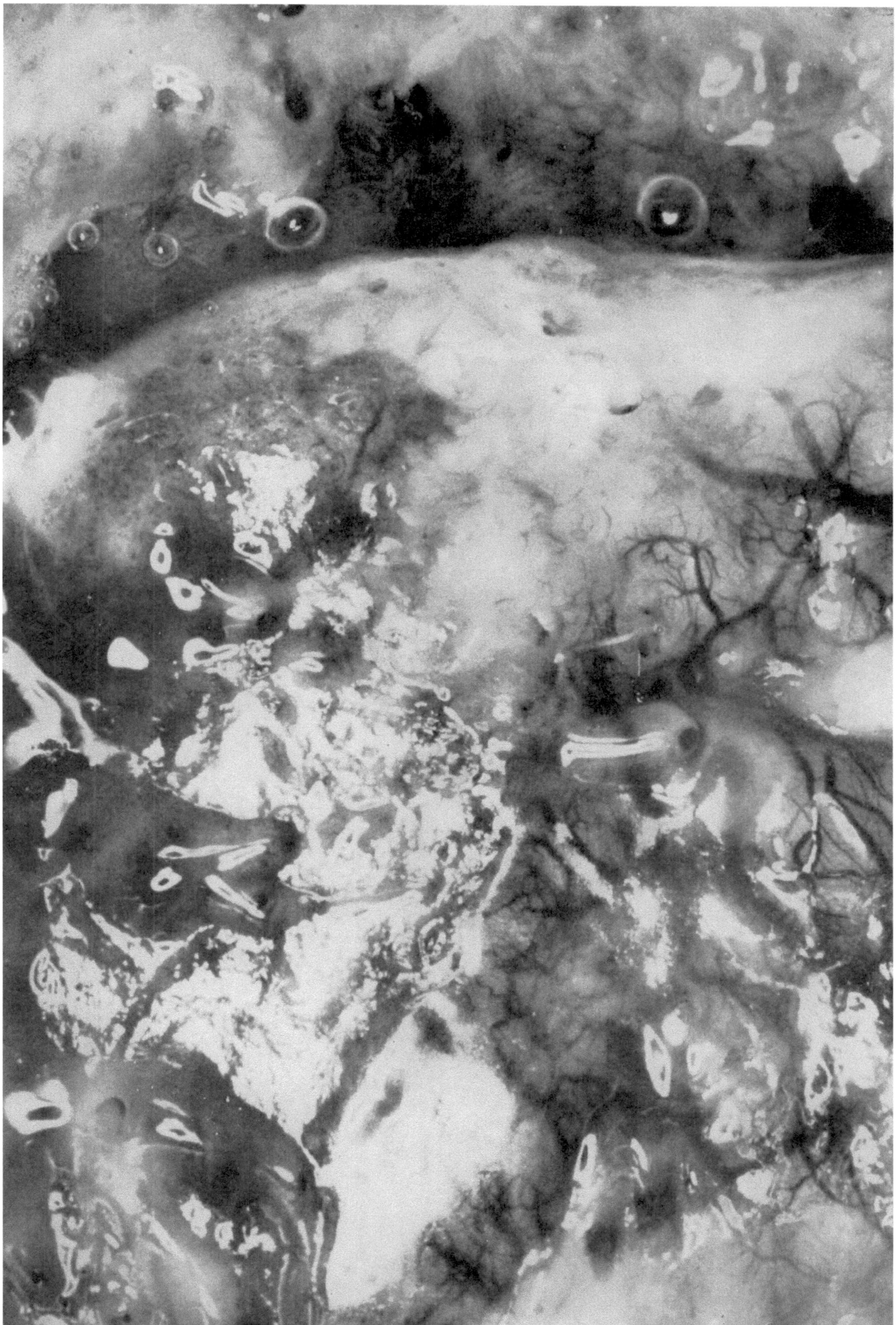

Tafel 17 **Gefäßatypien und Keratosis**

Neben einer typischen regulären Gefäßaufteilung und Gefäßanordnung sind stark geschlängelte Gefäße, atypische Haarnadelkapillaren, kommaförmige Gefäße bei weißlich-opakem hyperplastischem teils keratotischem Epithel zu beobachten. Die Drüsenöffnungen sind aufgeworfen und verhornt. Besonders auffällig sind die Niveauunterschiede. Die Histologie ergab ein frühinvasives Karzinom.

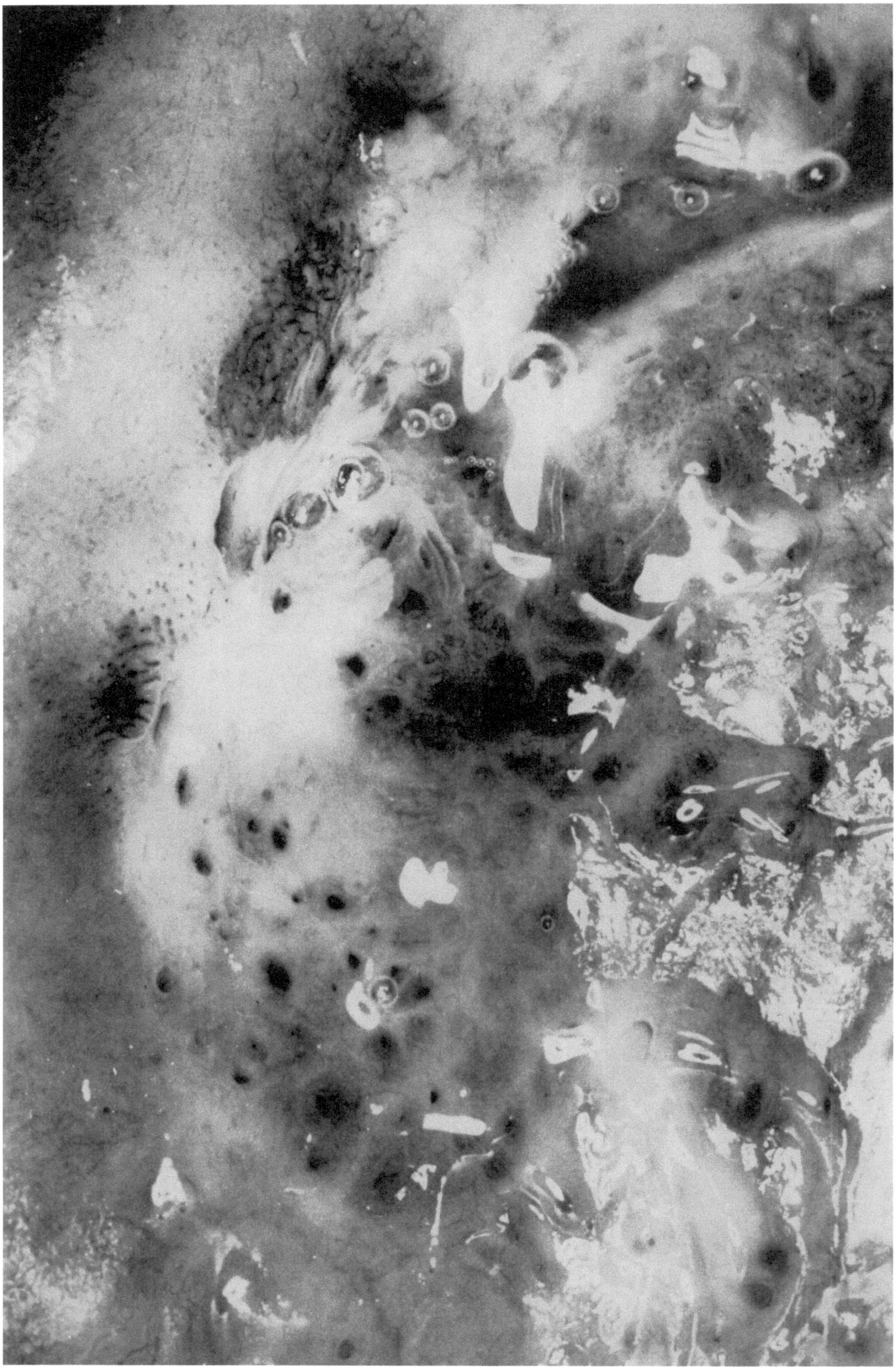

Tafel 18 **Keratosis, Punktierung und Mosaik**

Verhornte Drüsenöffnungen, weißes Epithel ohne Transparenz, viele kleine Papillen mit Korkenzieherkapillaren, atypischen Haarnadelkapillaren und negative Felderung.

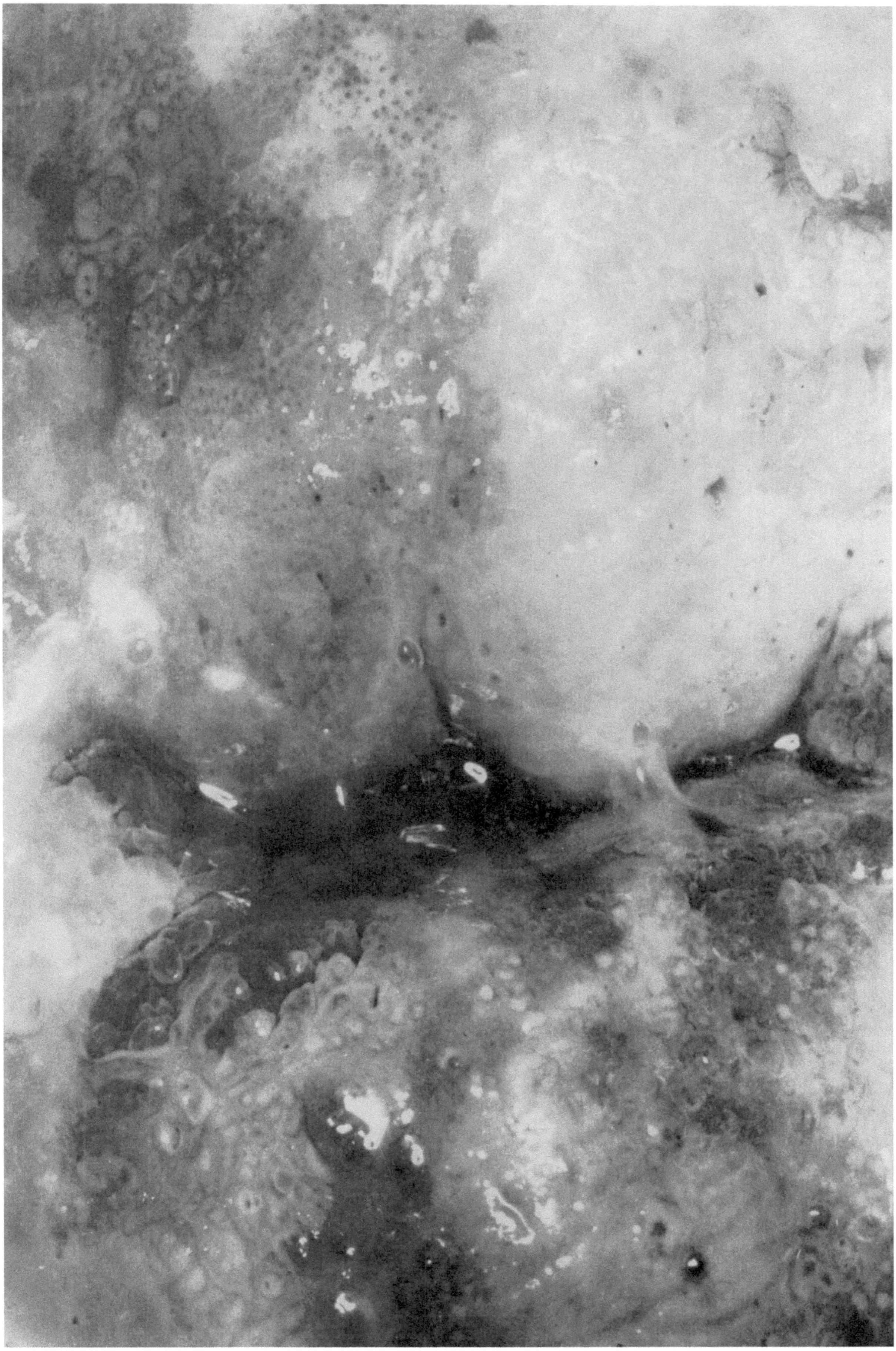

Tafel 19 **Zylinderepithel, Umwandlungszone, Mosaik, Punktierung und Keratosis**

Wird das ektopische Zylinderepithel durch pathologisch transformiertes Plattenepithel ersetzt, finden wir neben Normalbefunden abnorme kolposkopische Bilder: an der hinteren Muttermundslippe neben normalem Zylinderepithel in der jungen Umwandlungszone offene, teils weißlich umrandete, teils wallartig aufgeworfene „Drüsen"-öffnungen, an der vorderen Muttermundslippe Felderungsareale, einfachen und papillären Grund und leukoplakisch verdicktes metaplastisches Plattenepithel.

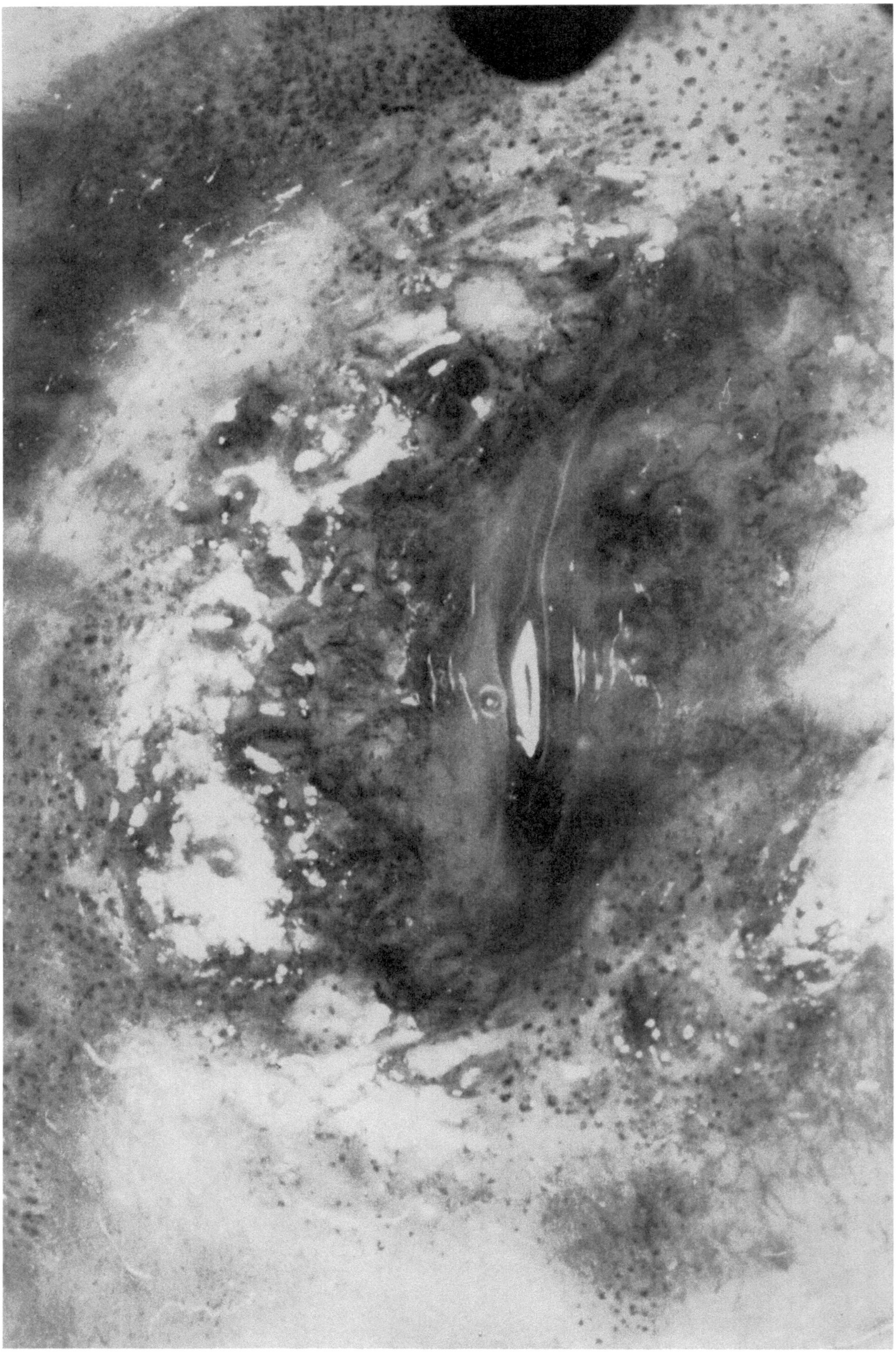

Tafel 20 **Punktierung**

Verstand *Hinselmann* unter Grundbezirken Leukoplakieareale, die ihre Deckschichten vorübergehend verloren hatten, fassen wir heute die Befunde unter dem Begriff Grund zusammen, die folgende Kriterien erfüllen: scharf begrenzte, farblich deutlich auffallende Areale, in denen atypische Haarnadelkapillaren sichtbar sind. Je nach Gefäßabstand und Atypiegrad der Gefäße kennnen wir zarten, einfachen und papillären Grund.

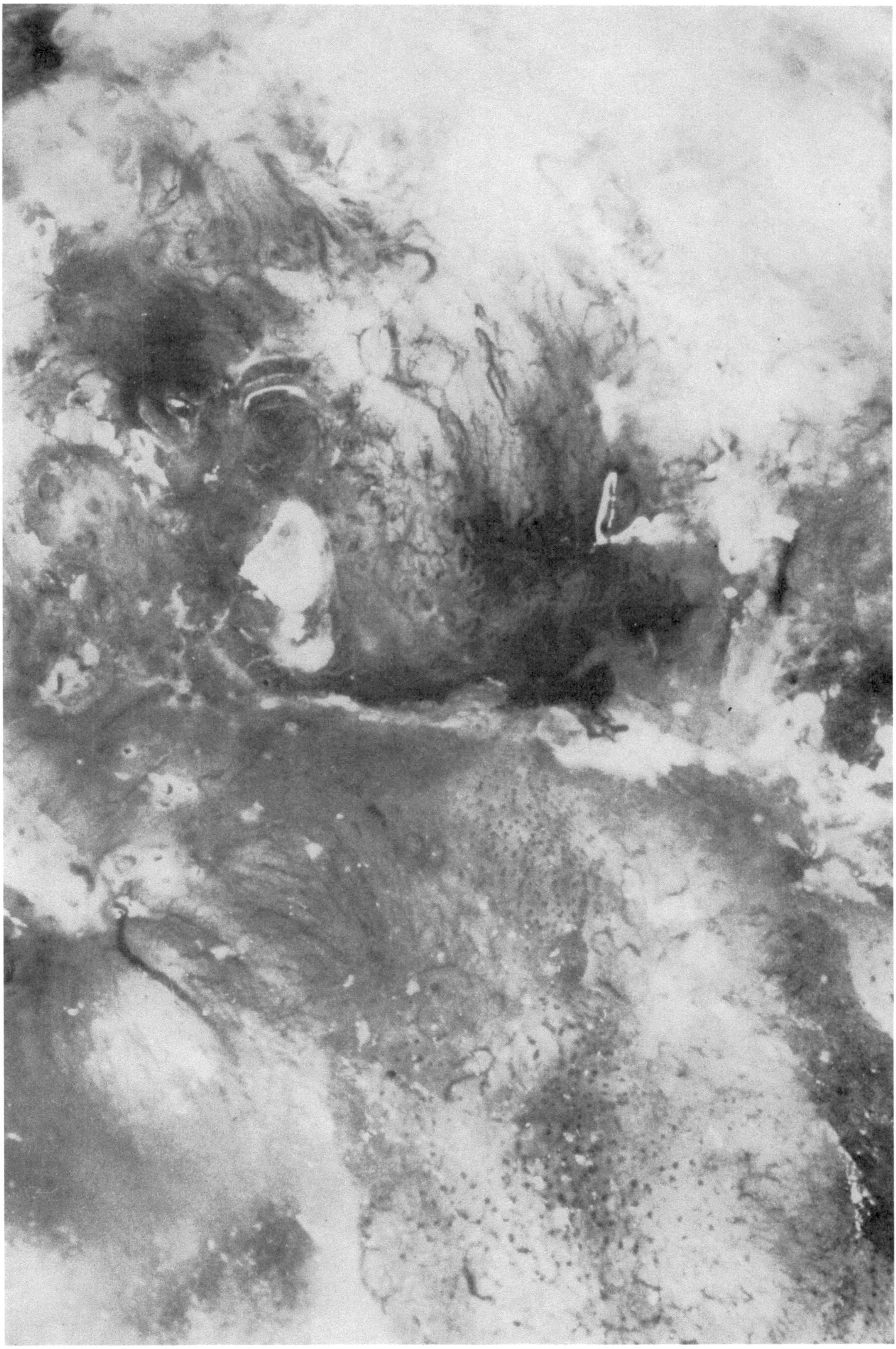

Tafel 21 **Punktierung, Mosaik, invasives Karzinom**

Bild des einfachen papillären Grundes und an der hinteren Muttermundslippe angedeutete Felderungsstrukturen. An der vorderen Muttermundslippe ist das typische verwaschene Bild eines Karzinoms mit seinen Gefäßen nachweisbar.

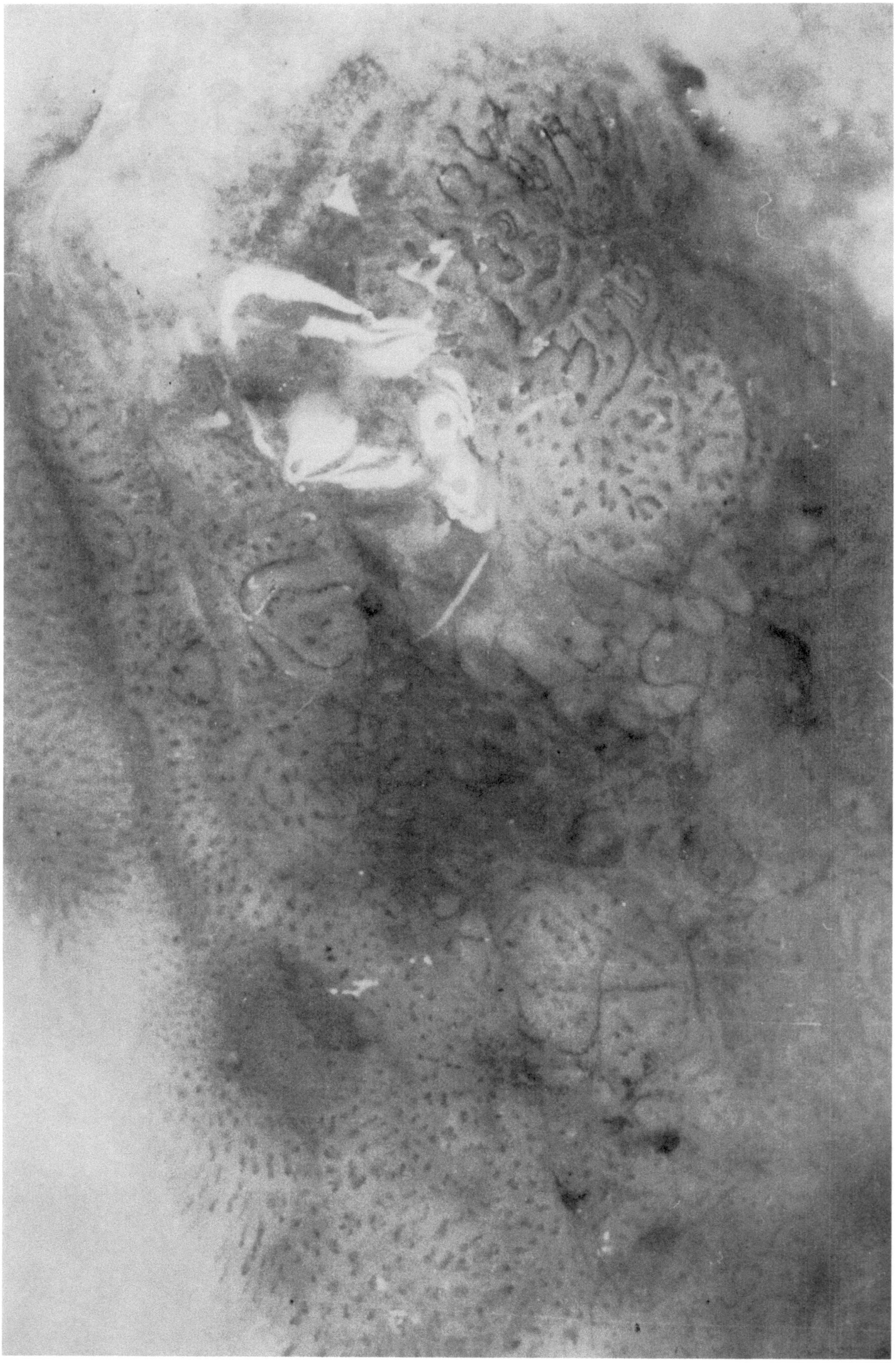

Tafel 22 **Punktierung, Mosaik, atypische Gefäße**

Atypische Haarnadelgefäße, dem einfachen und papillären Grund entsprechend, und atypische Netzwerkkapillaren der bizarren Felderung entsprechend. Größere Interkapillardistanz und Irregularität der Gefäße bei Niveauunterschied weisen auf ein frühinvasives Karzinom hin.

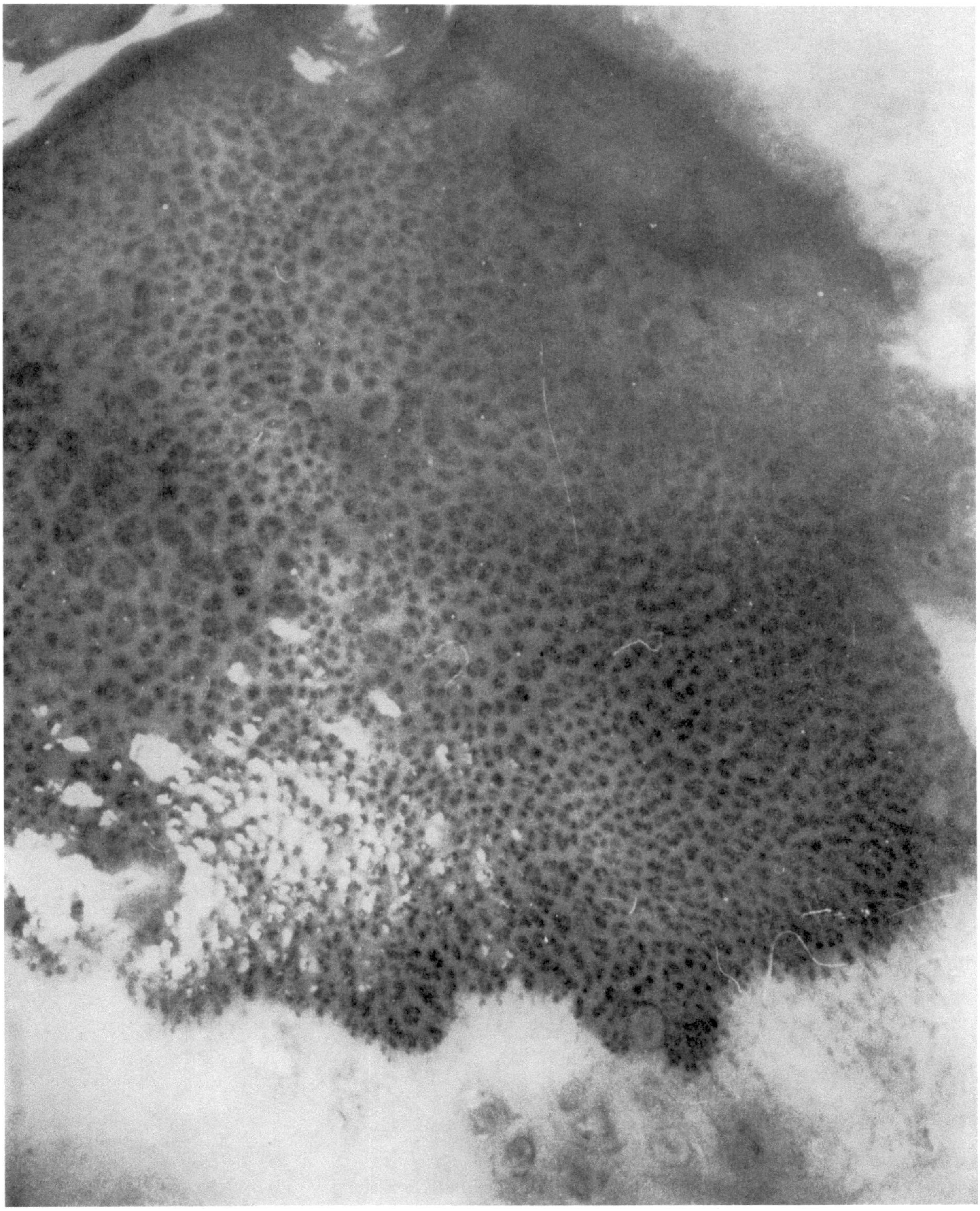

Tafel 23 **Punktierung, atypische Gefäße und invasives Karzinom**

Aus den atypischen Haarnadelkapillaren des papillären Grundes hervorgegangene Gefäße in einem sich beetartig ausbreitenden invasiven Karzinom. Einzelne Gefäße haben sich so angeordnet, daß eine „karzinomatöse negative Felderung" entsteht.

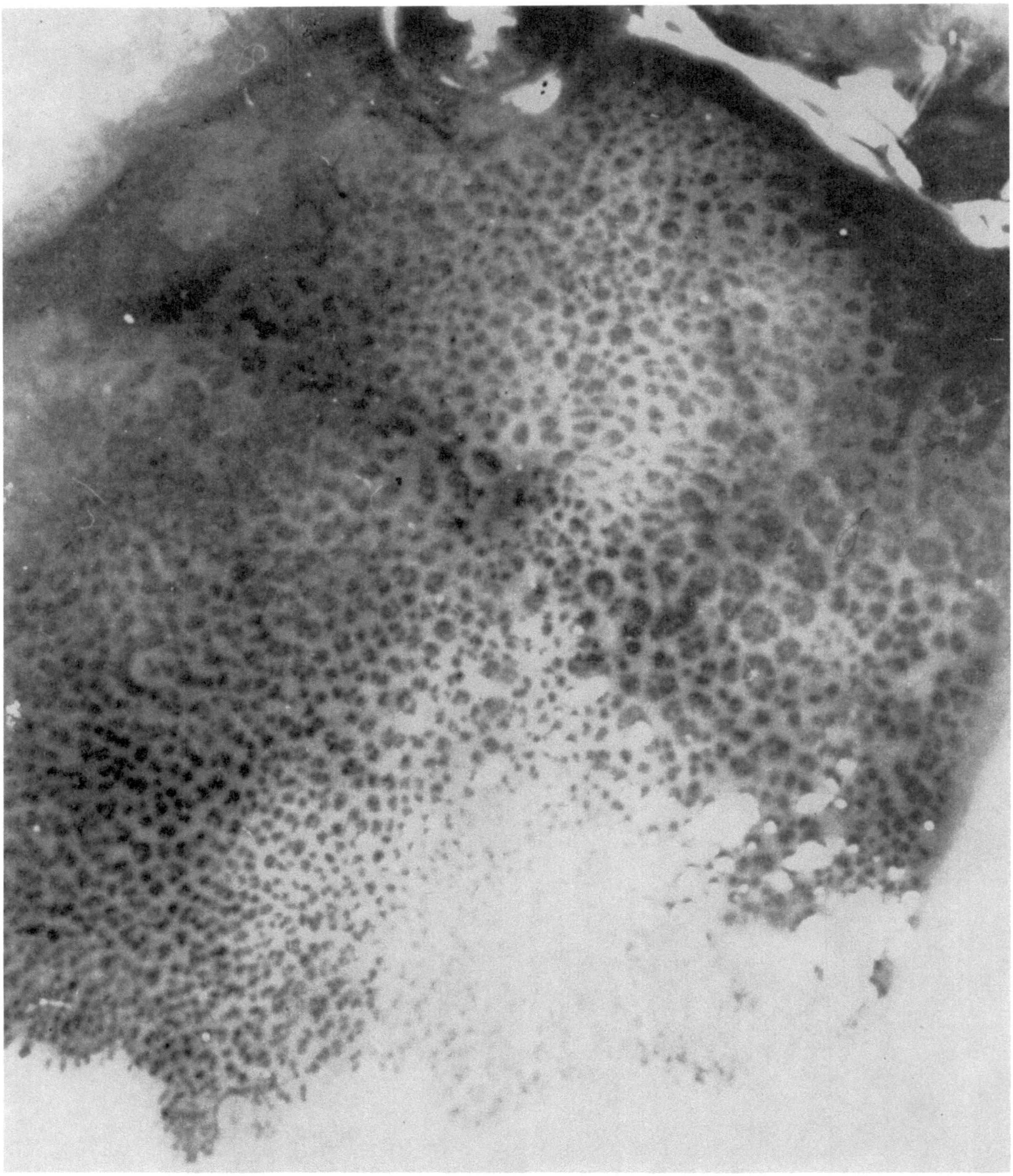

Tafel 24 **Punktierung, atypische Gefäße, Karzinom**
In Stufen ansteigende Gefäßirregularität entsprechend der Gewebstransformierung.

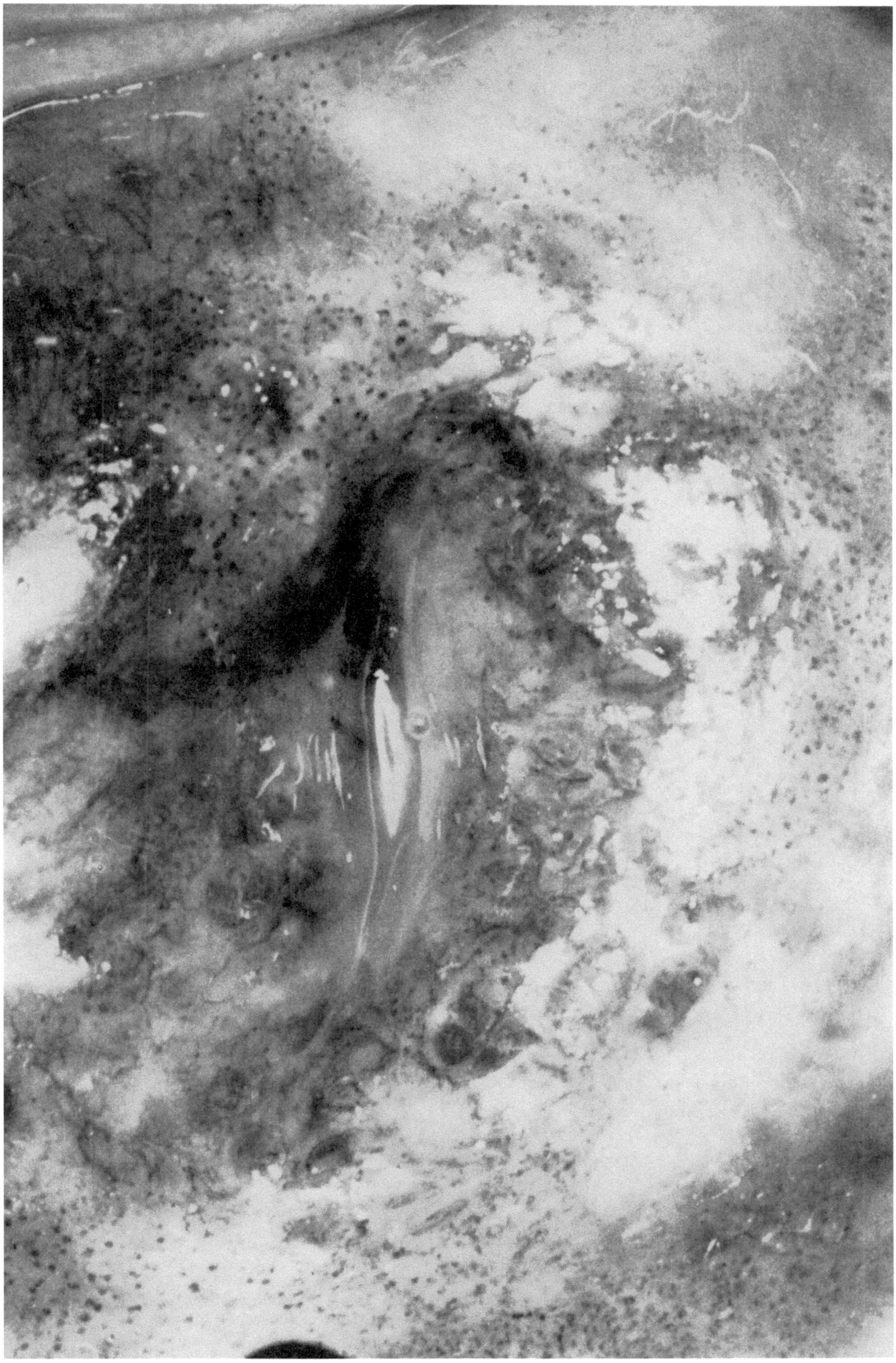

Tafel 25 **Punktierung, Karzinom**

Einfache und papilläre Grundbezirke als Randareale eines sich im Zervikalkanal entwickelnden Karzinoms. Indikatorfunktion der sog. Matrixbezirke!

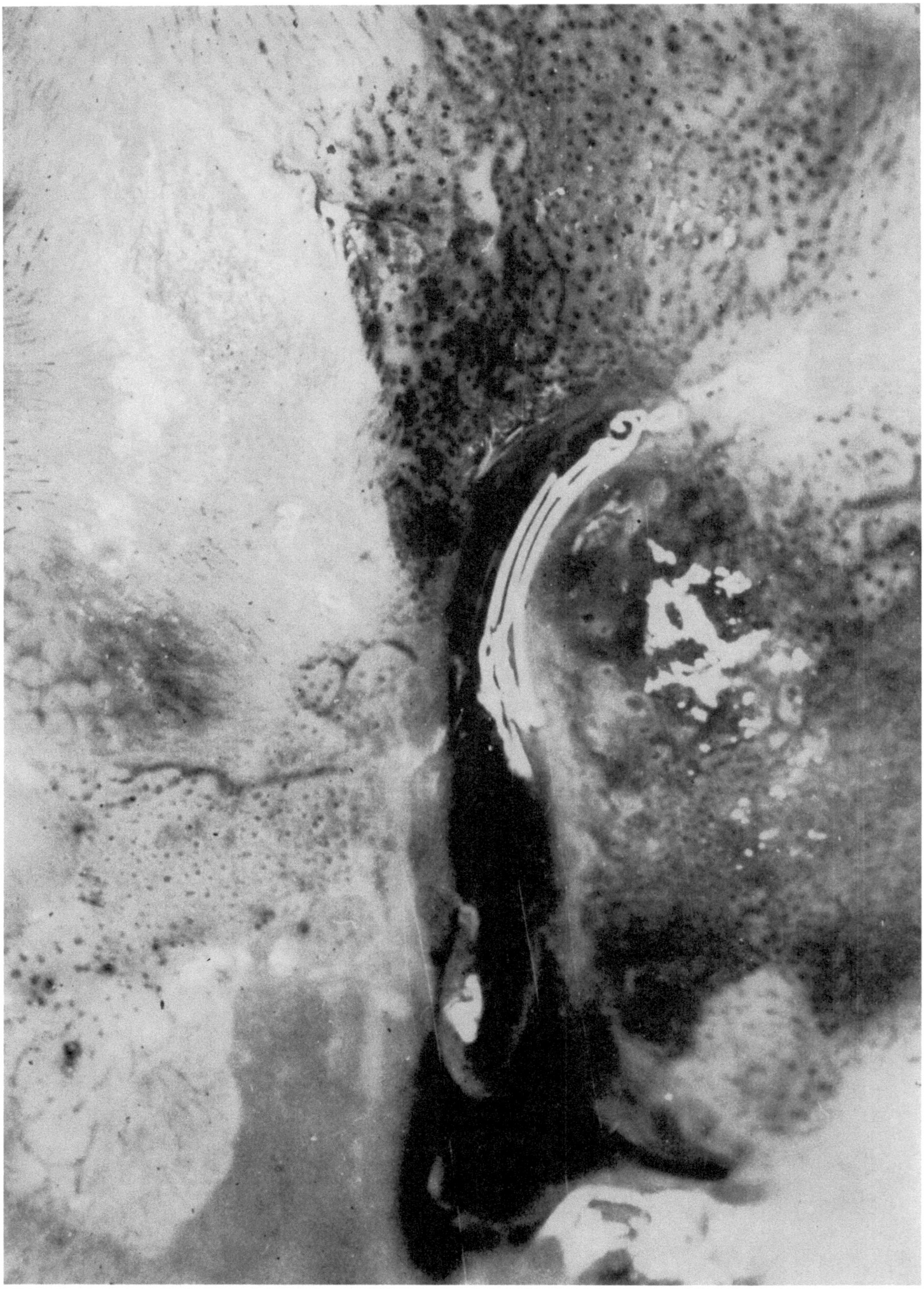

Tafel 26 **Punktierung, Mosaik, atypische Gefäße und weißes Epithel**
Interessantes Nebeneinandervorkommen von einfachem und papillärem Grund, Felderungsbezirken, essigweißem metaplastischem Epithel und offenen verhornten, wallartig aufgeworfenen Drüsenausführungsgängen.

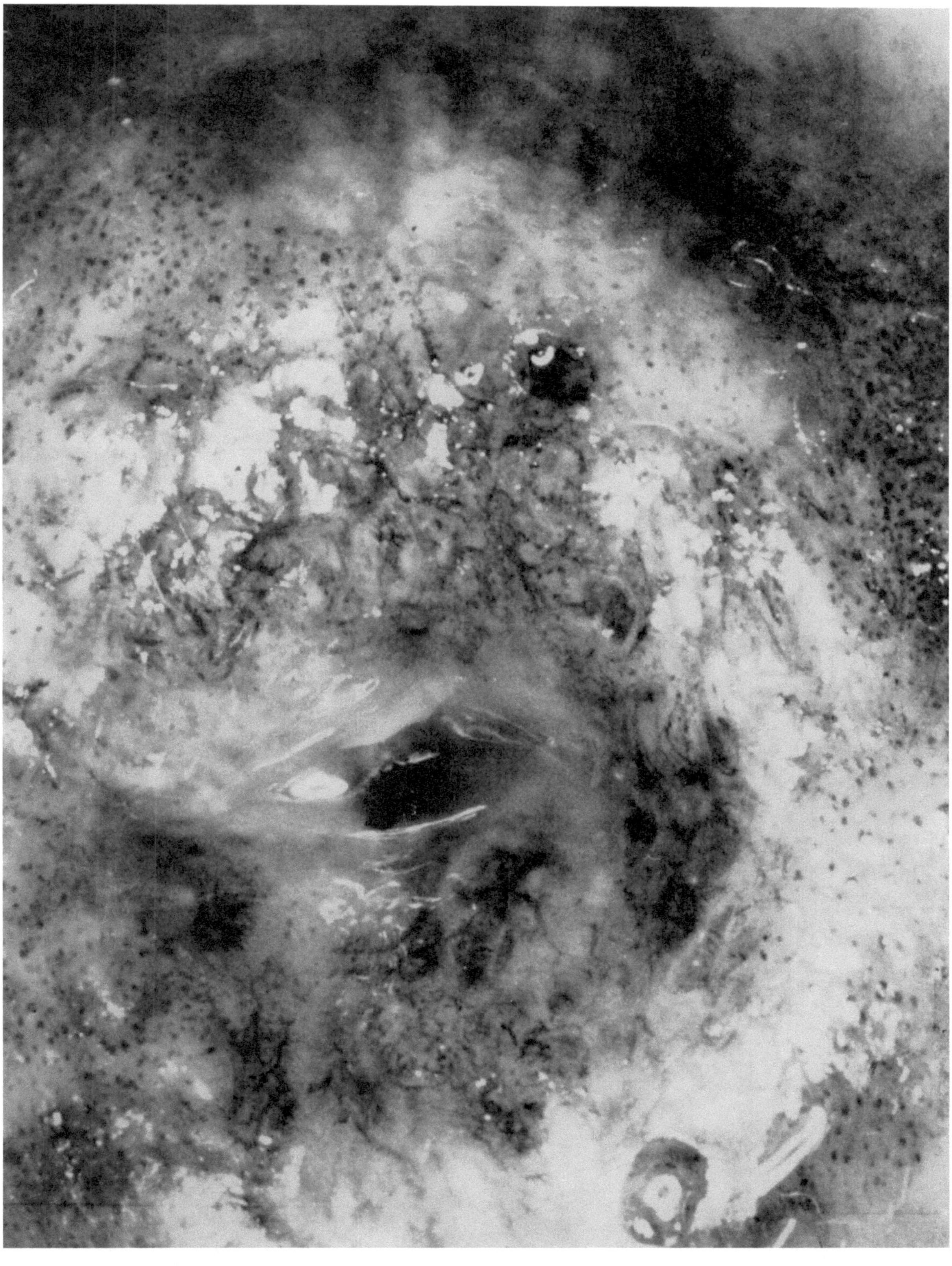

Tafel 27 **Atypische Gefäße, Keratosis und Karzinom**

Karzinomgefäße, die aus den Gefäßen der Grund- und Felderungsstrukturen entstanden sind. Besonders auffällig ist die Verwaschenheit des Karzinomgefäßbildes.

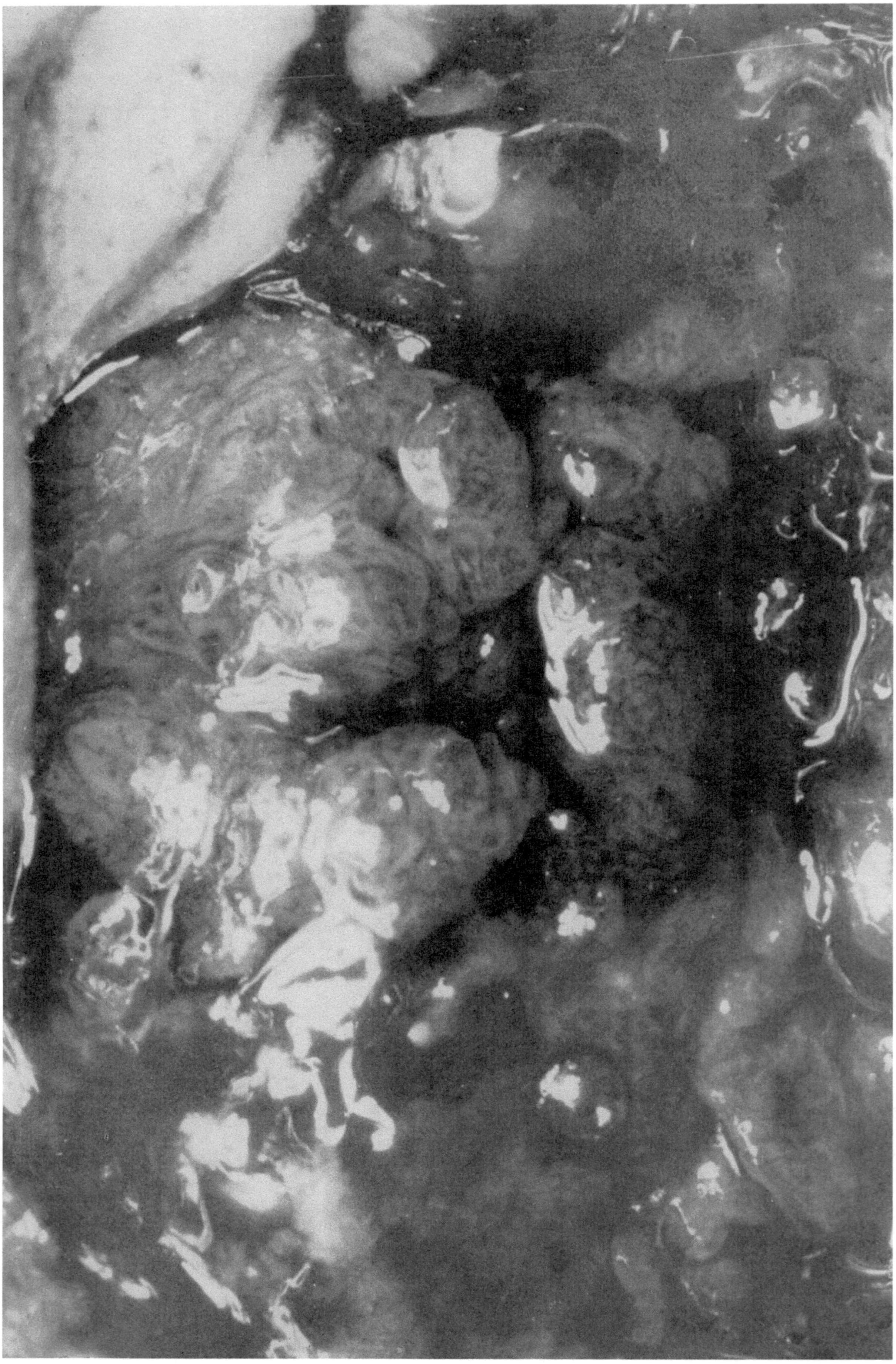

Tafel 28 **Keratosis, atypische Gefäße, Karzinom**

Ein exophytisch wachsendes Karzinom, das dem flüchtigen Beschauer als Polyp imponieren könnte.

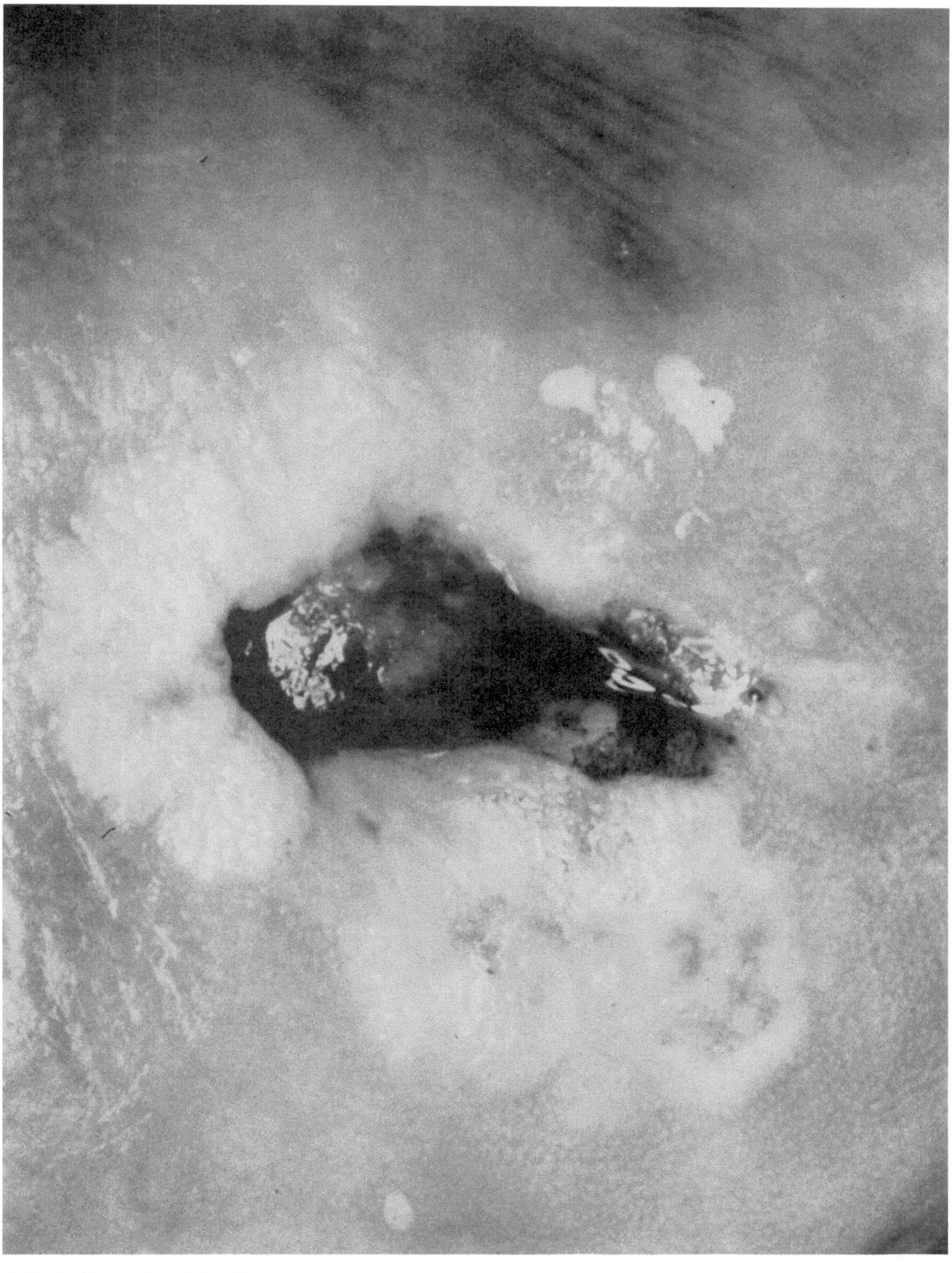

Tafel 29 **Keratosis und Mosaik**

Zirkuläre Leukoplakie, die an der vorderen Muttermundslippe felderungsähnlich strukturiert ist, in den Randbezirken einer sekundär originären Portiooberfläche mit granuliertem Relief. Der Zervikalkanal ist ohne Hilfsmittel nicht einsehbar.

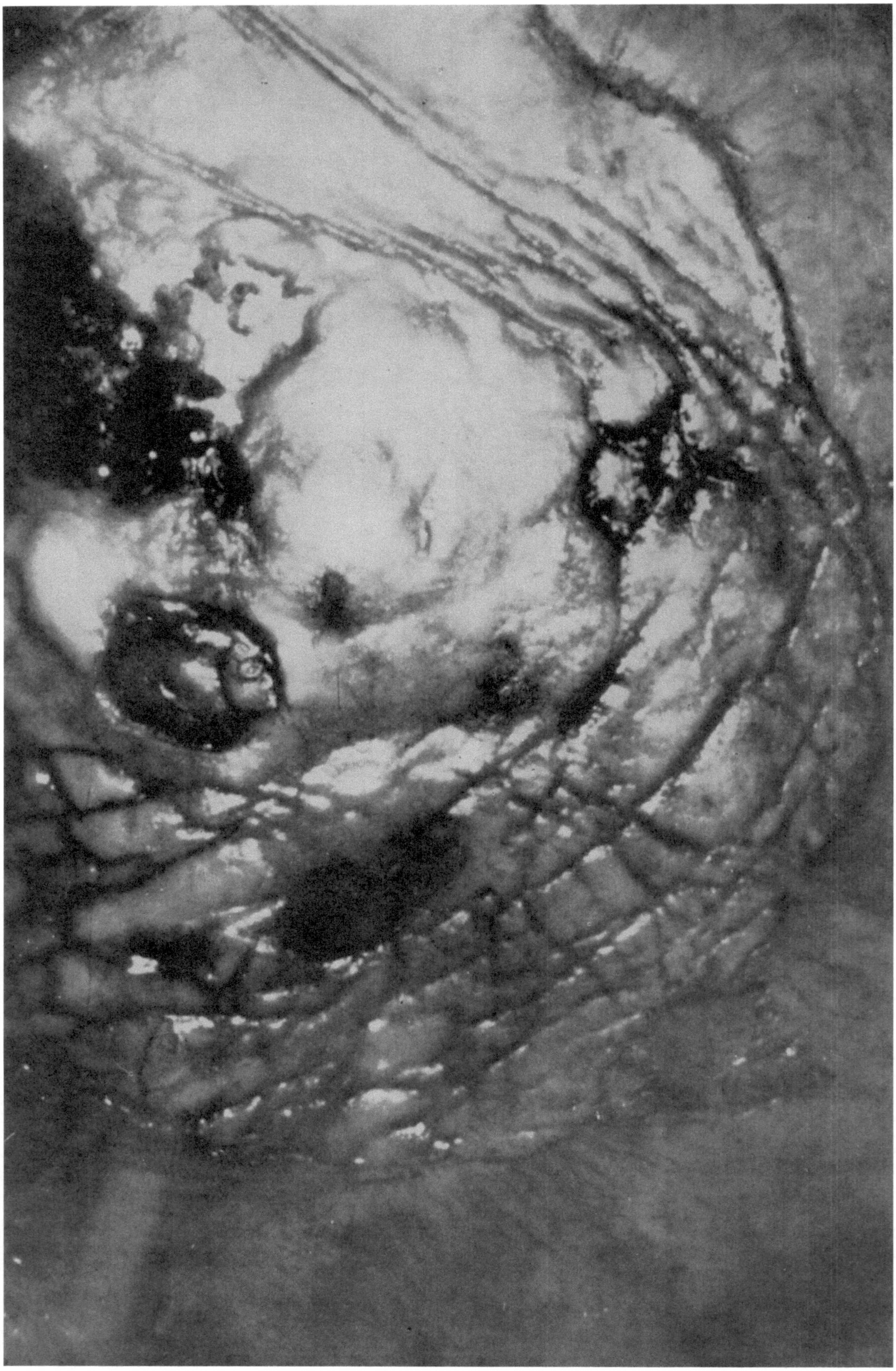

Tafel 30 **Keratosis und Mosaik**

Starke Verhornung, die in den Randbezirken über eine schollige Leukoplakie in eine verhornende Felderung übergeht. Epitheldefekt, Oberflächenrelief und Ausdehnung weisen auf eine stärkere Atypie hin.

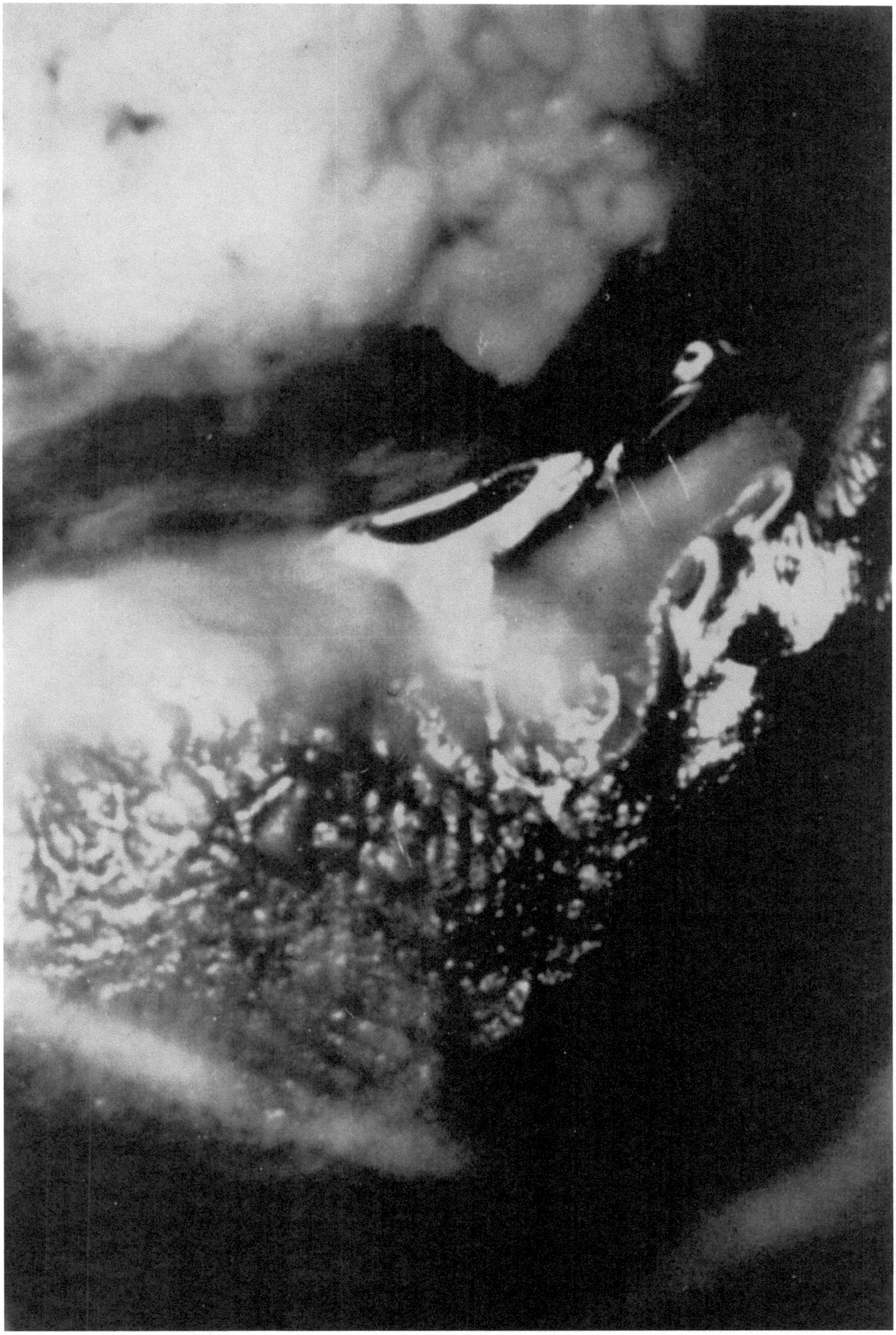

Tafel 31 Keratosis und Mosaik

Schollige Leukoplakie mit dicken Hornschollen und ausgeprägten Niveauunterschieden entsprechend einer höhergradigen Atypie (histologisch: frühinvasives Karzinom).

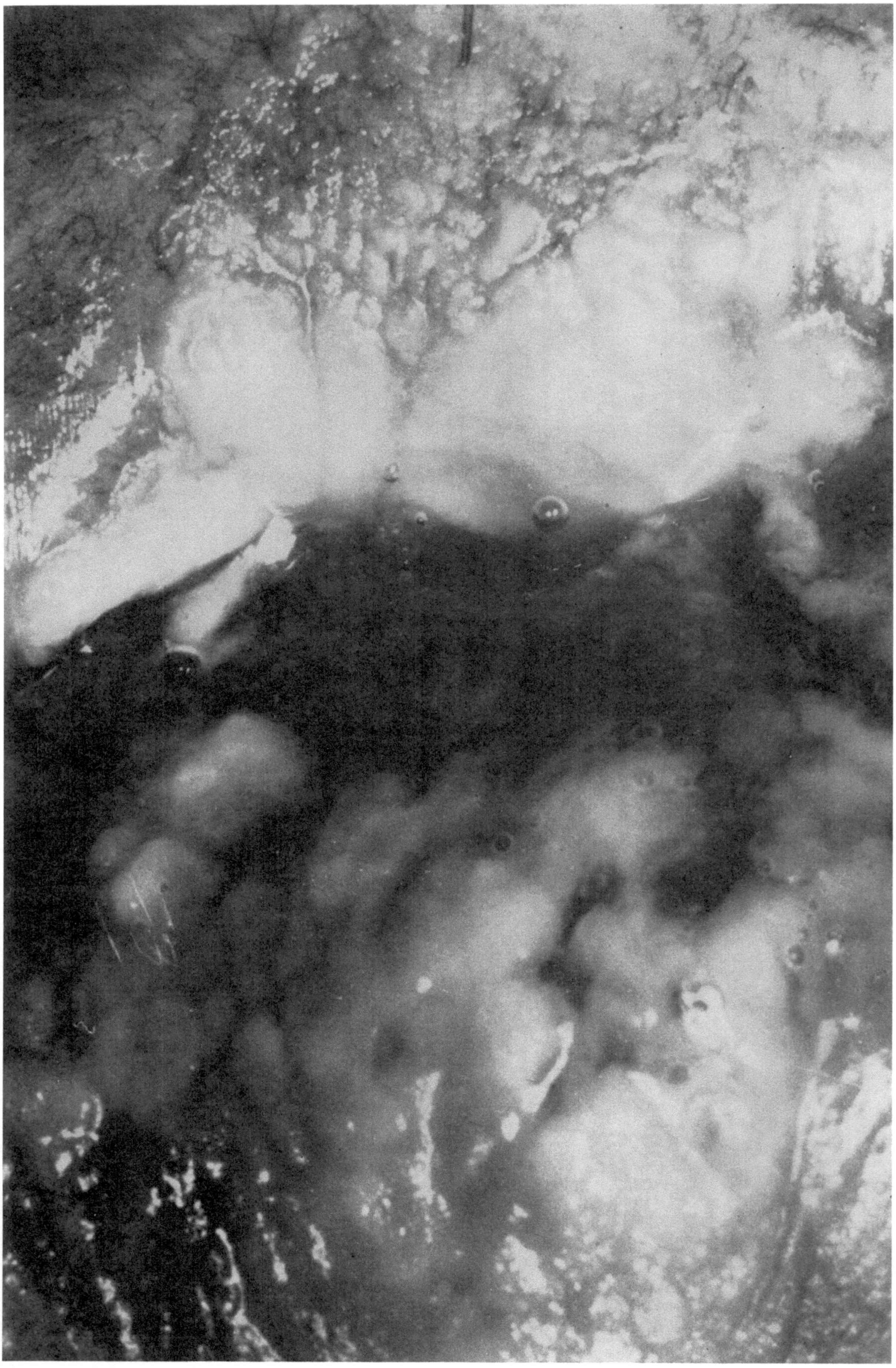

Tafel 32 **Keratosis und Mosaik**

Extreme schollige Leukoplakie mit angedeuteter verhornter Felderung. Eine Gefäßdiagnostik ist nur an den Randbezirken möglich (Histologie: frühinvasives Karzinom).

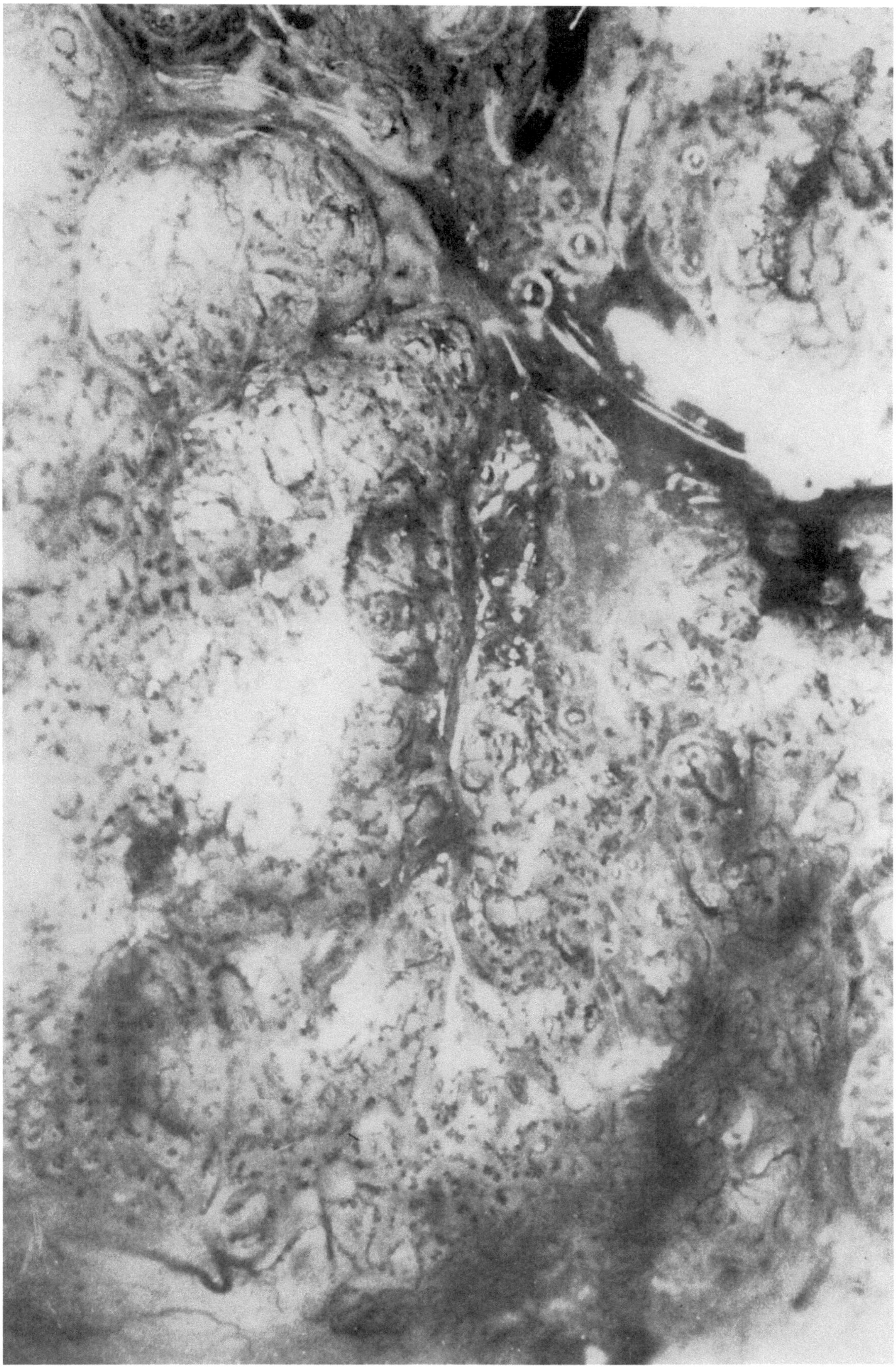

Tafel 33 **Mosaik, Punktierung und atypische Gefäße**

Felderungs- und papilläre Grundbezirke sowie atypische Haarnadelkapillaren, Schlingen und Kommagefäße bei deutlichen Niveauunterschieden; die Interkapillardistanz nach *Koller* und *Kolstad* entspricht einem frühinvasiven Karzinom (histologisch bestätigt).

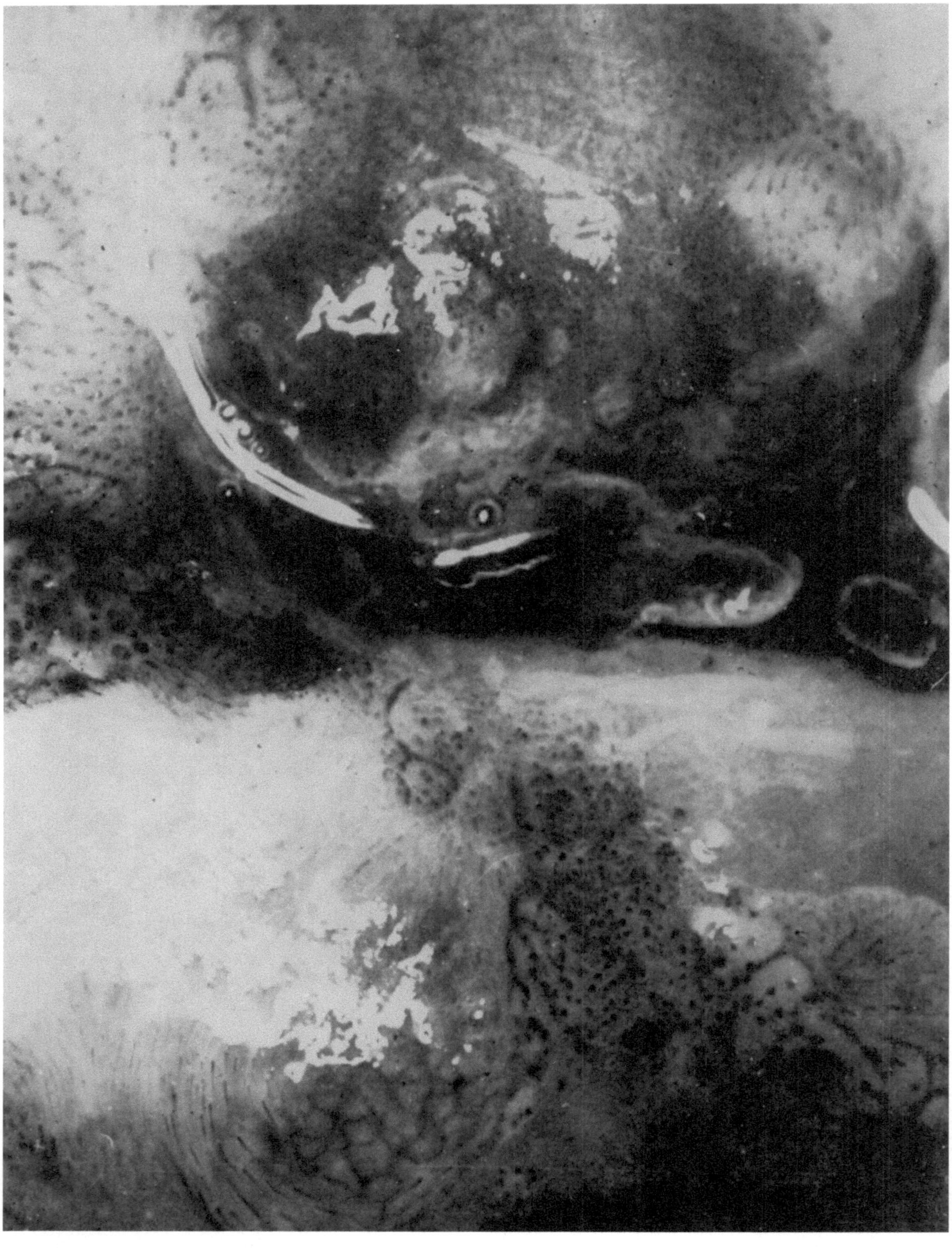

Tafel 34 **Punktierung und Mosaik**

Atypische Haarnadelkapillaren an der hinteren Muttermundslippe, die einem einfachen und papillären Grund entsprechen. Histologisch gesichertes Ca in situ. An der vorderen Muttermundslippe sehen wir papilläre Grundterrains und erhabene Felderungsbezirke. Histologisch: frühe Stromainvasion.

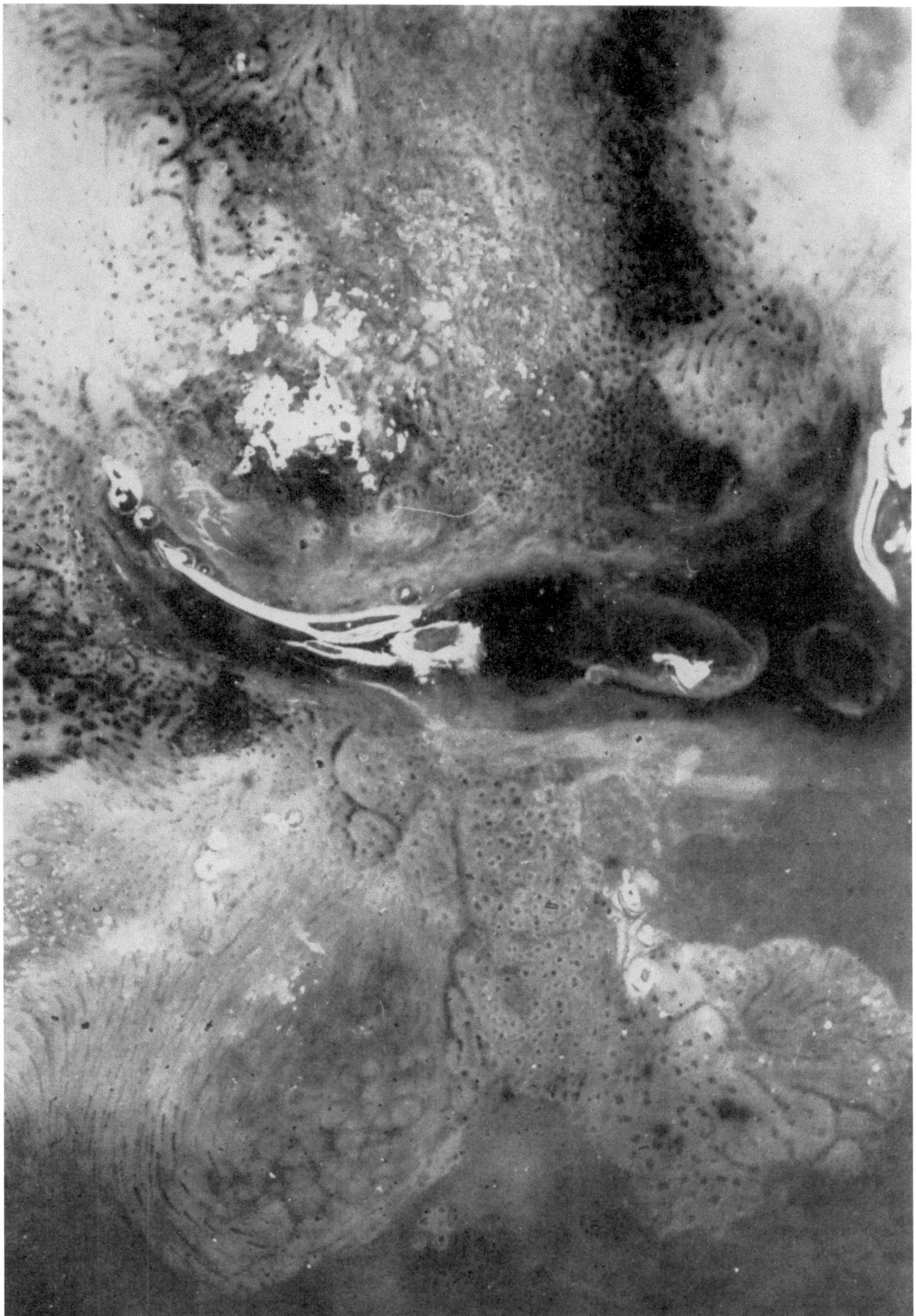

Tafel 35 **Punktierung, Mosaik und weißes Epithel**

In seltener Mannigfaltigkeit finden sich hier die Bilder des einfachen und papillären Grundes, der einfachen, erhabenen und verhornten Felderung sowie der beginnenden Exophytie. Auffällig ist die erhöhte Blutungsbereitschaft bei Niveauunterschieden im Epithel.

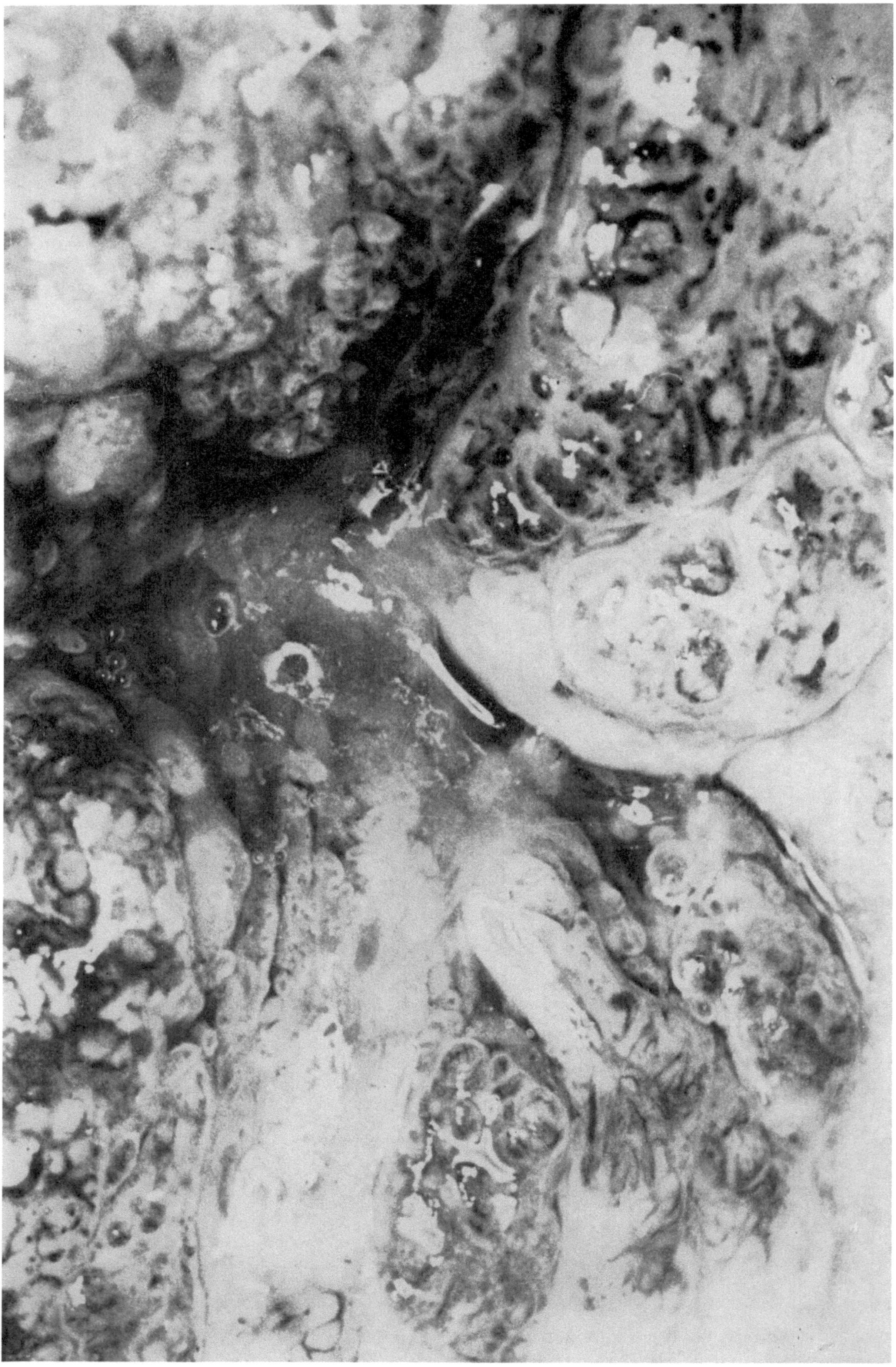

Tafel 36 **Mosaik, Punktierung, atypische Gefäße, Karzinom**

Nach Essigsäureanwendung stellen sich die atypischen Gefäße, im Gegensatz zu den Gefäßen der Ektopie, oft sehr deutlich dar. Dieses diagnostischen Hilfsmittels sollte man sich deshalb immer bedienen.

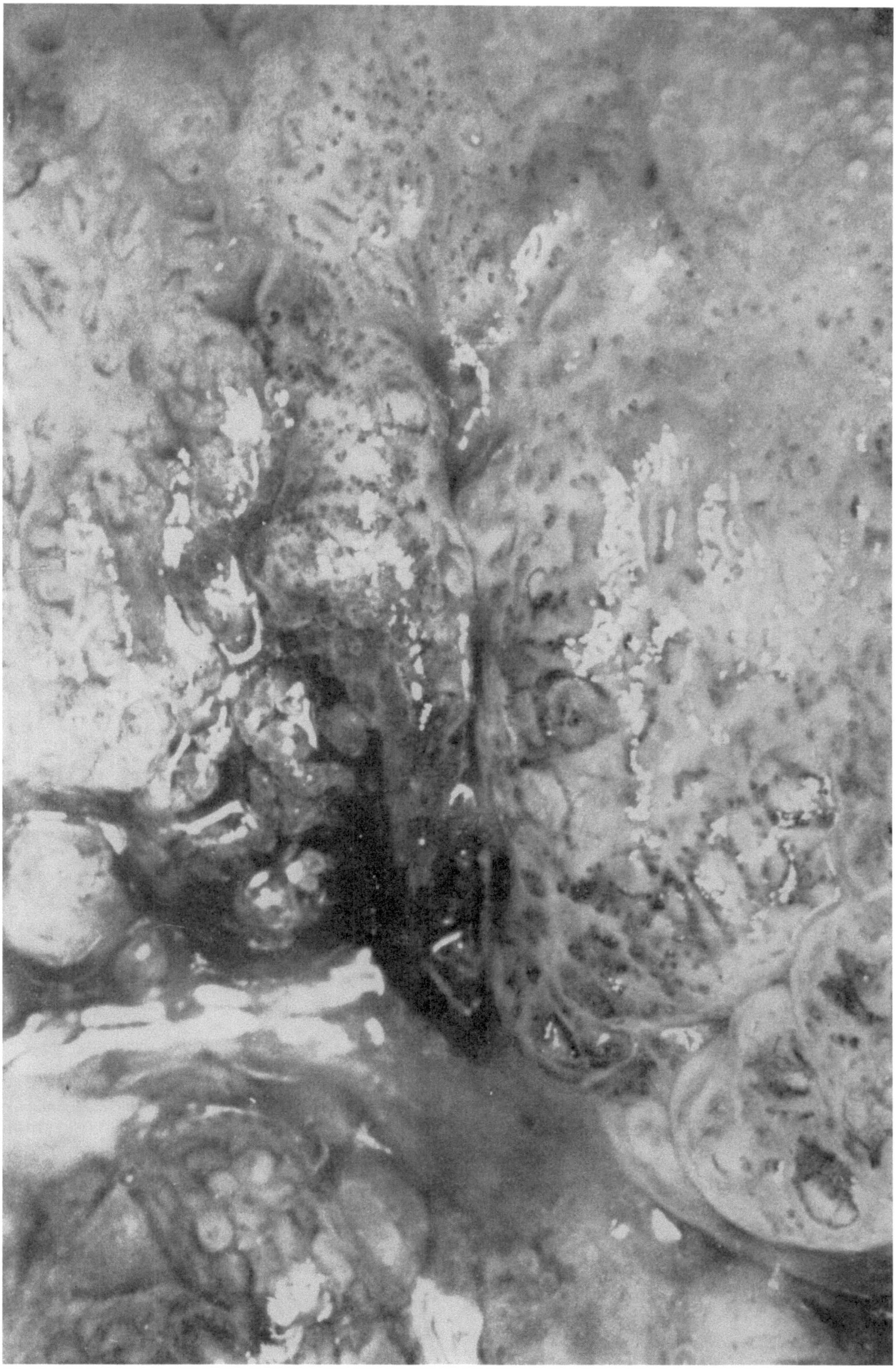

Tafel 37 **Mosaik und Punktierung**

Auch hier läßt sich sehr deutlich das Abblassen des Epithels und das dadurch bedingte deutliche Hervortreten der atypischen Gefäße sehr gut beobachten.

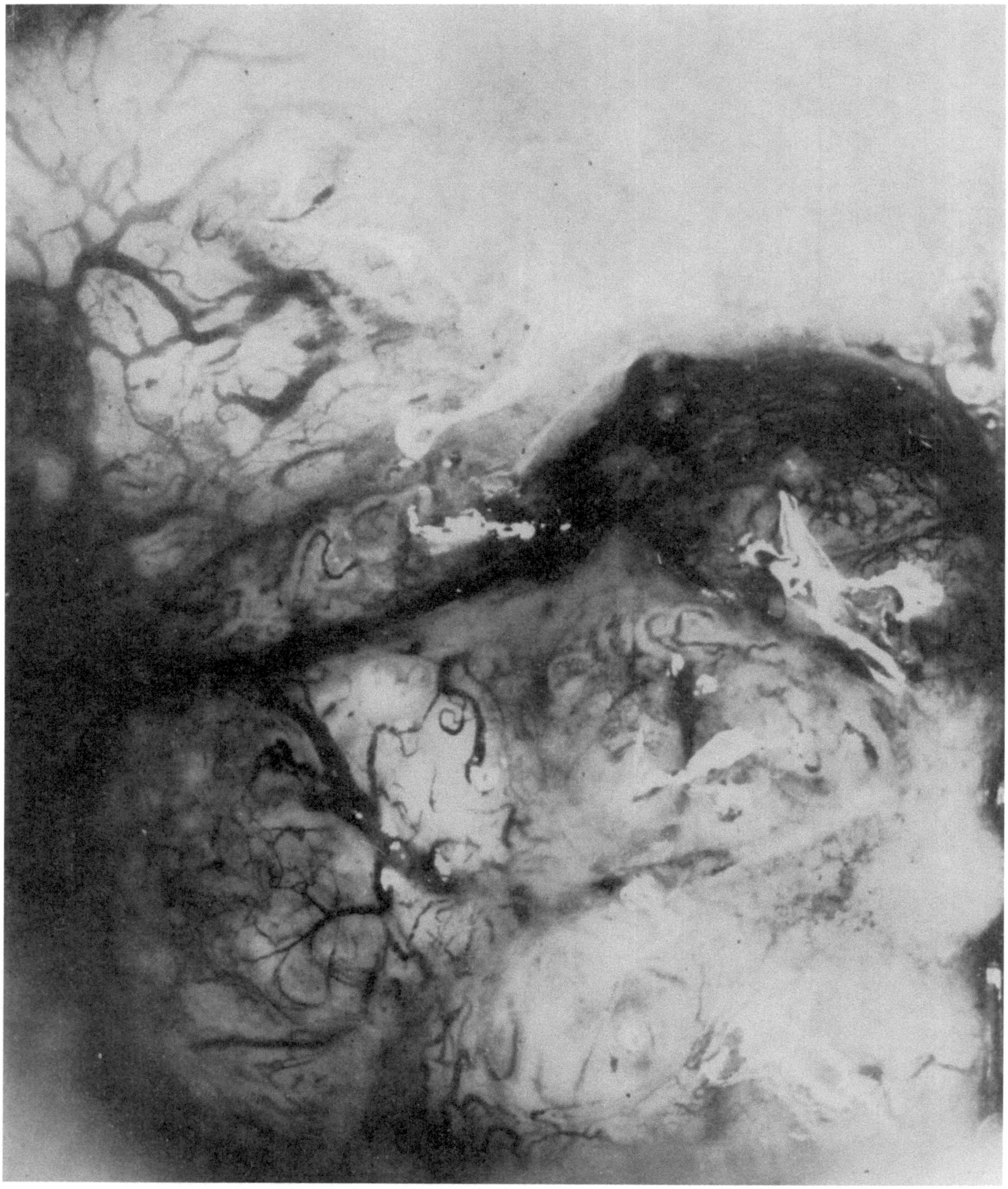

Tafel 38 **Atypische Gefäße und invasives Karzinom**

In aller Deutlichkeit sind die wichtigsten Kriterien des ordinären invasiven Karzinoms zu sehen: deutliche Kaliberschwankungen, Kaliberabbrüche, Angiektasien, bizarrer Gefäßverlauf, gefäßfreie Areale, atypische Gefäßaufzweigungen, Anastomosenbildung.

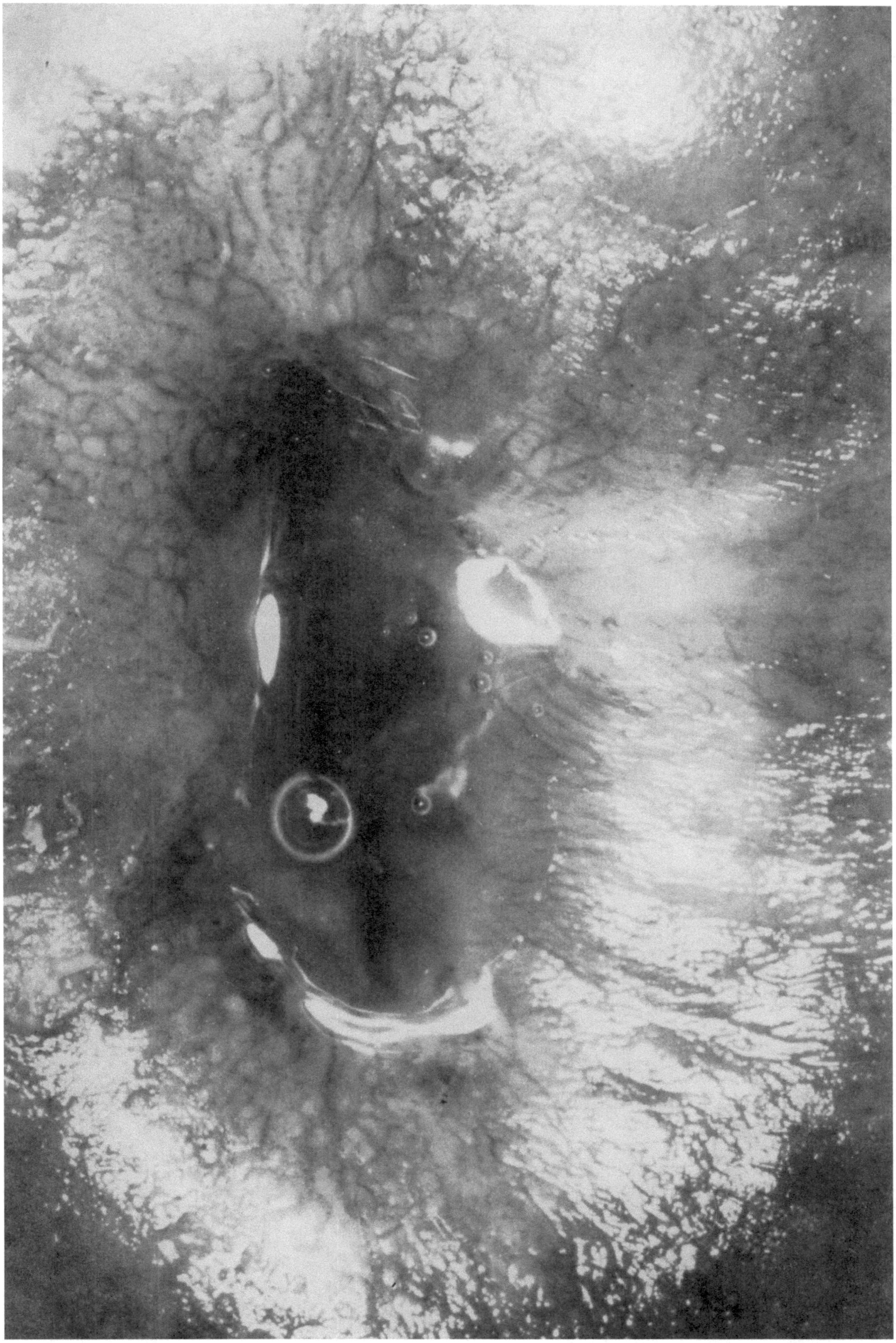

Tafel 39 Mosaik, Keratosis und Punktierung

Areale verhornter Felderung, punktierter Felderung und einfacher Felderung. Unter Felderung versteht man die kolposkopische Darstellung eines histologischen Bildes, bei welchem sich atypisches Epithel unterhalb des Niveaus des Oberflächenepithels im Bindegewebe oder in den „Drüsen" befindet. Wir sehen Felder als weißlich-mattes Gewebe, das durch rote gefäßführende Bindegewebssepten, über denen das Epithel dünn ist, voneinander getrennt ist.

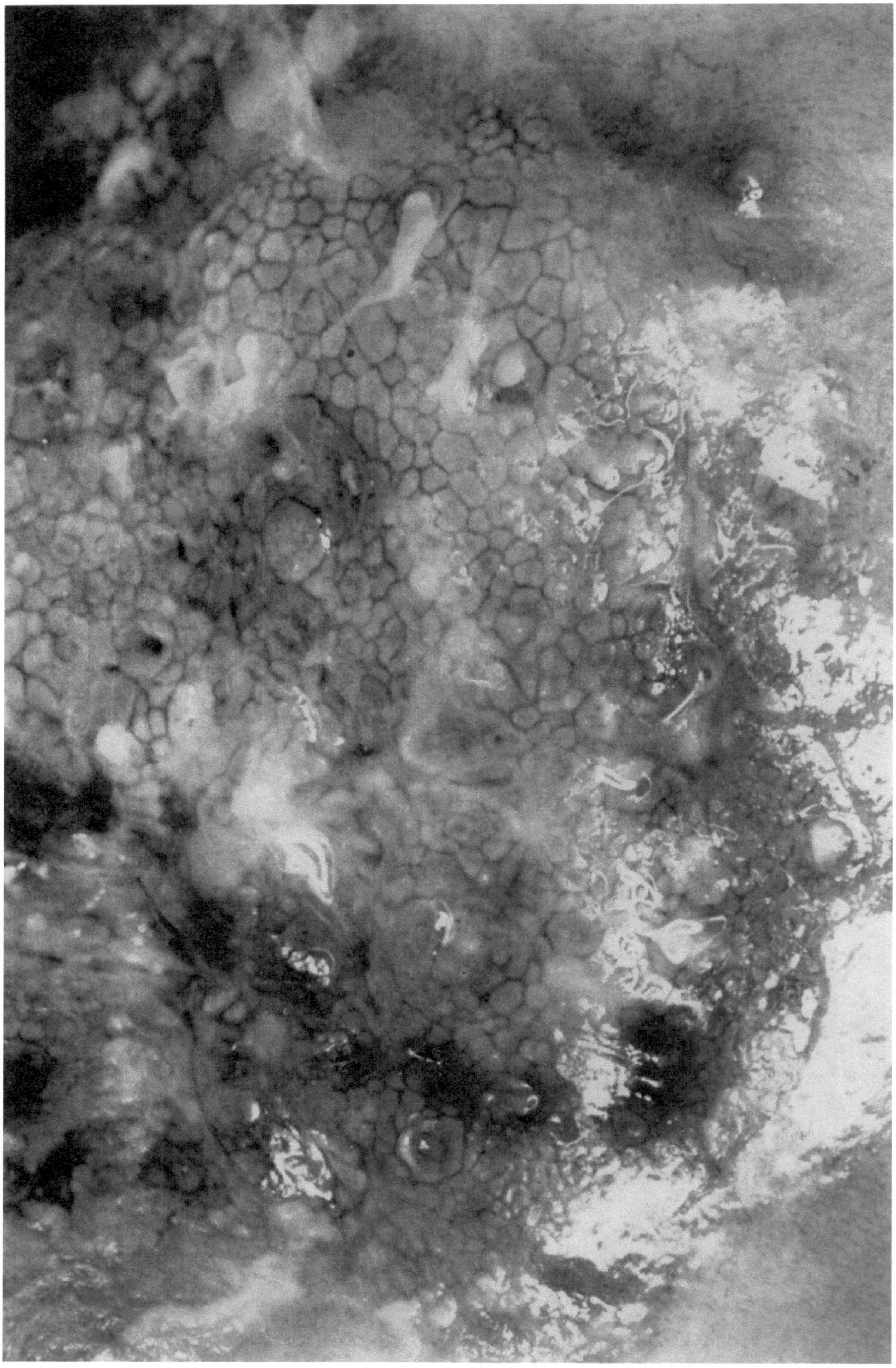

Tafel 40 **Mosaik, Keratosis**

Wechselnde, in Größe und Form variierende, polygonale Felder. Die Interkapillardistanz differiert in der Abb. um 100%. Einige Felder zeigen Verhornungen, die an die beschriebene „Hütchenfelderung" erinnert. In anderen Feldern sieht man offene Drüsenausführungsgänge.

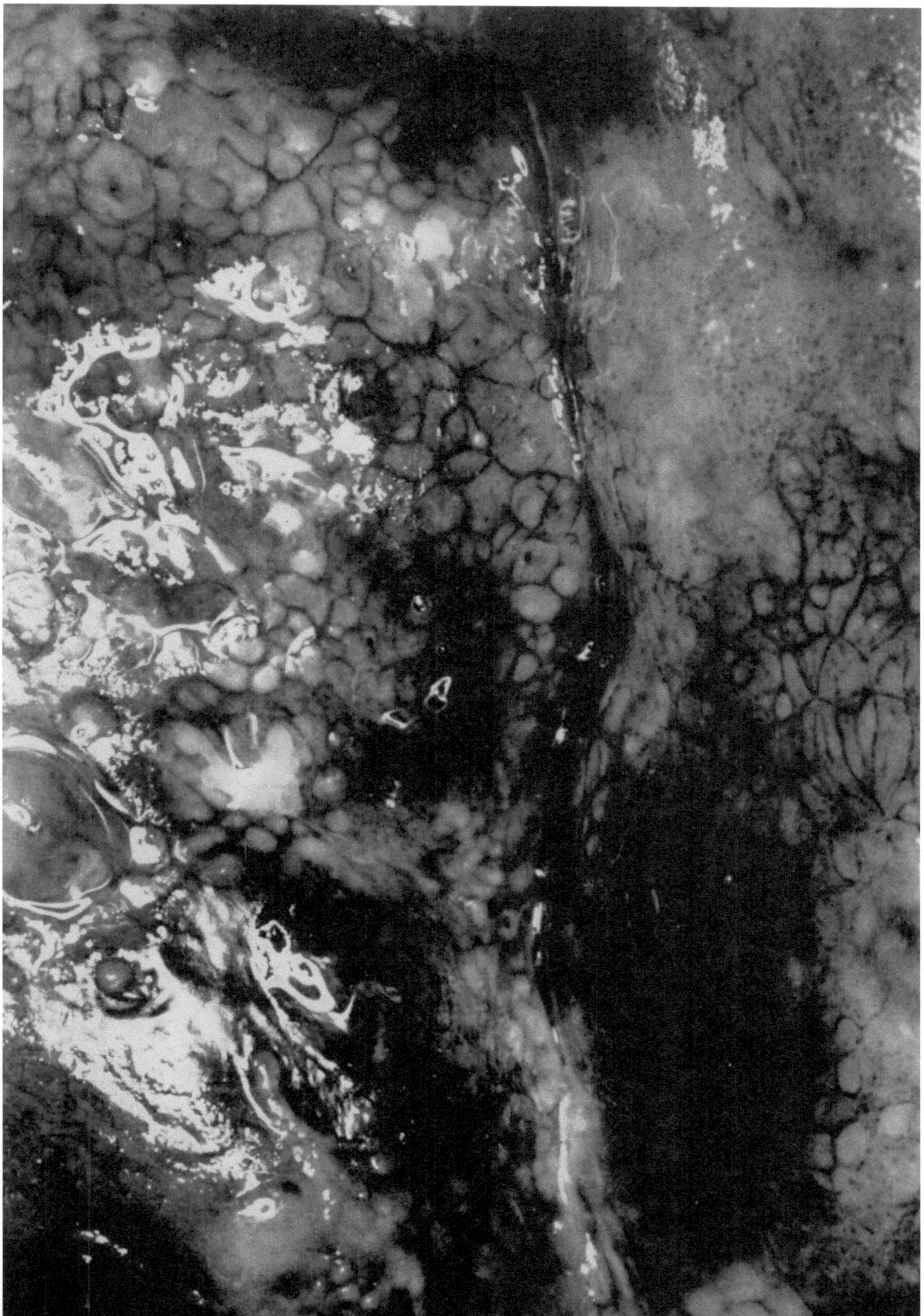

Tafel 41 Mosaik, Keratosis, Punktierung, atypische Gefäße, Karzinom

Irreguläre Felderungsstrukturen mit Verhornungstendenz, offenen verhornten Drüsenausführungsgängen, starker Blutungsneigung und Niveaudifferenzen im Sinne der Exo- und Endophythie, im rechten oberen Bildrand papilläre Grundbezirke. Das histologische Bild bestätigt den kolposkopischen Befund eines invasiven Karzinoms.

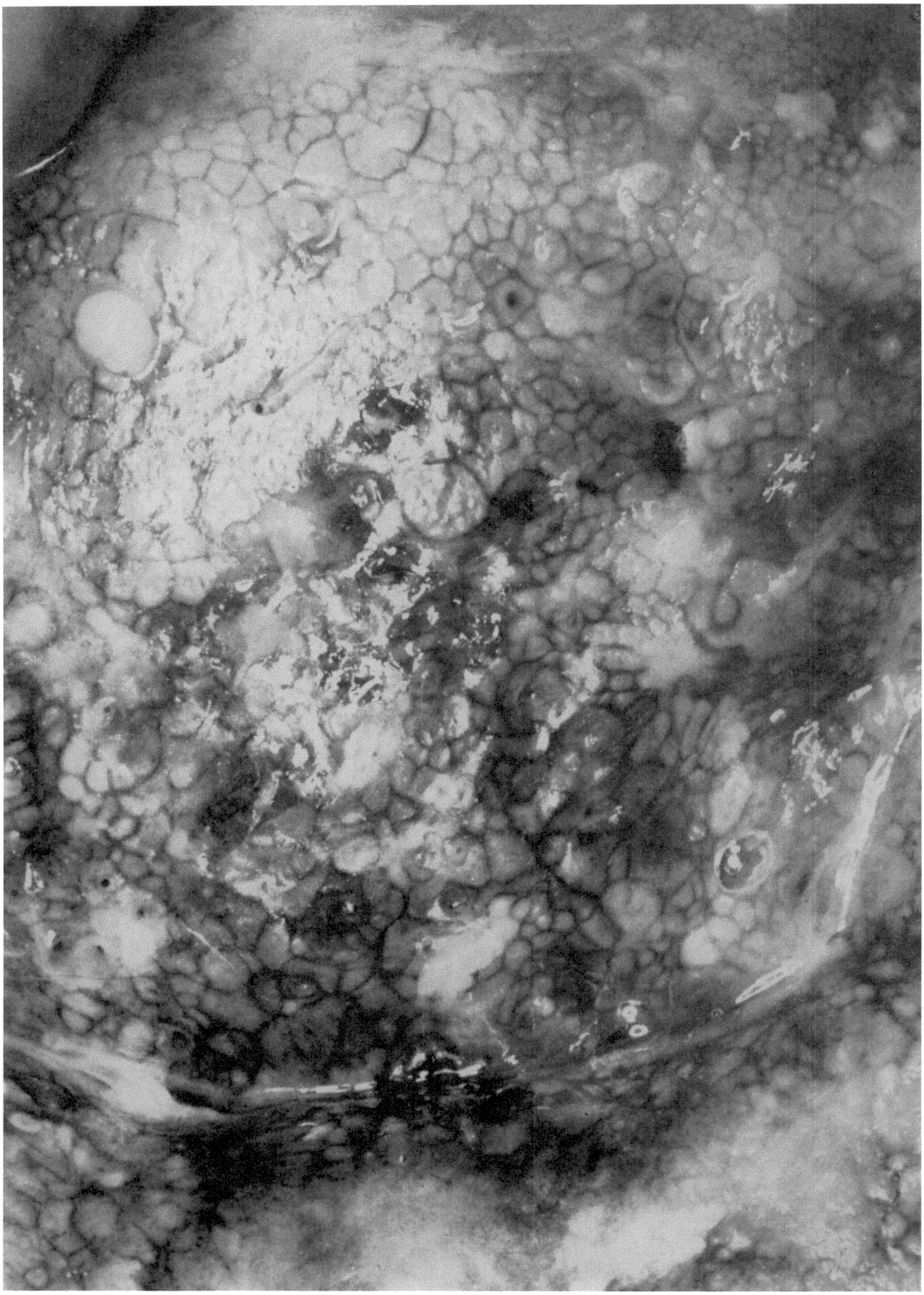

Tafel 42 **Mosaik, Keratosis**

Irreguläre bis bizarre Felderung mit Verhornungsterrains, Hornperlen und Niveauunterschieden. Dieses kolposkopische Bild entspricht einem frühinvasiven Karzinom.

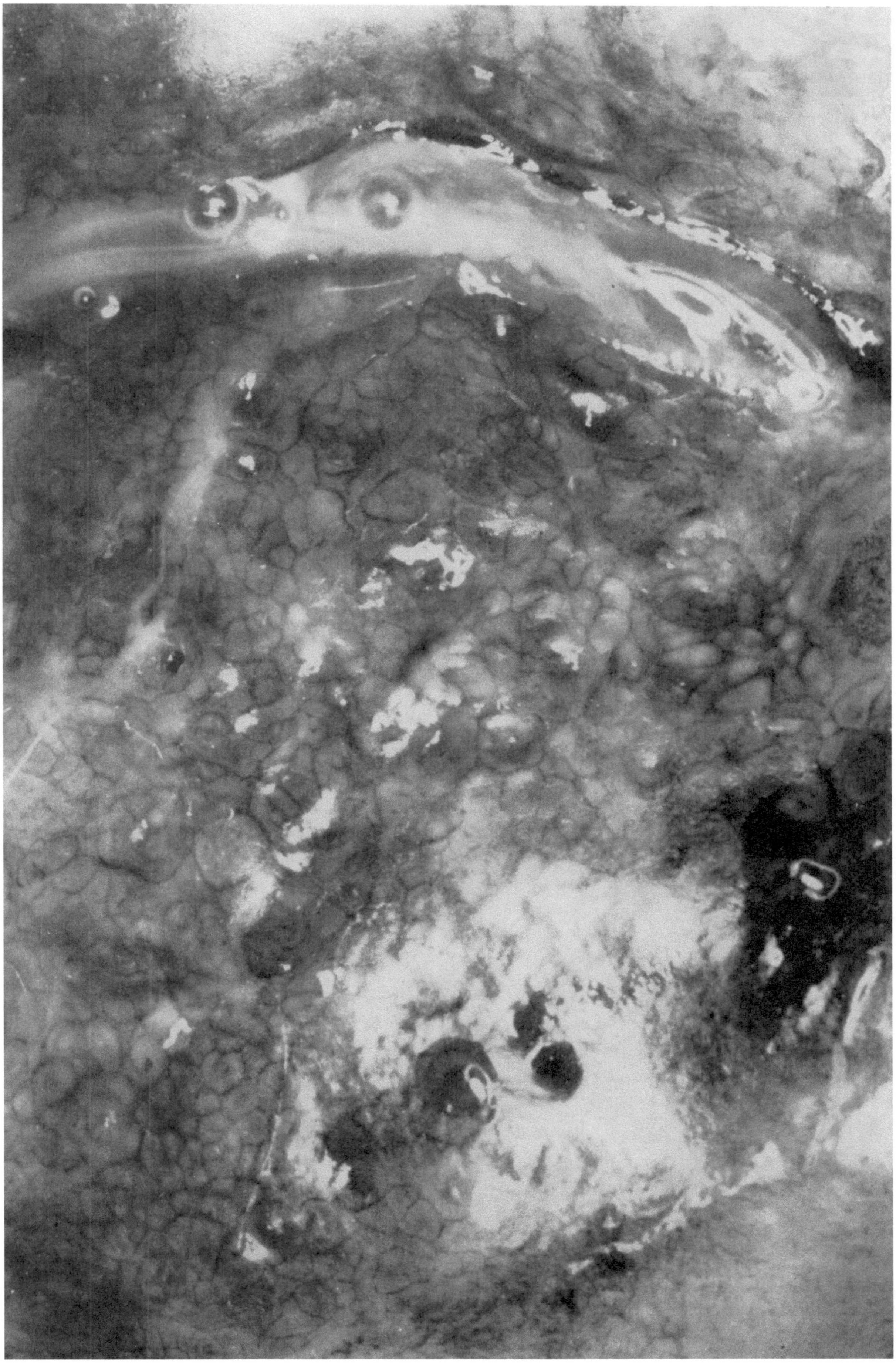

Tafel 43 **Mosaik, Keratosis**

Unregelmäßige bizarre Felderung mit relativ großen, in der Form oft wechselnden Feldern, in denen teilweise „Drüsen“ eingeschlossen sind. Je atypischer der Gefäßverlauf innerhalb der Bindegewebssepten der Felder ist, um so atypischer zeigt sich das histologische Bild.

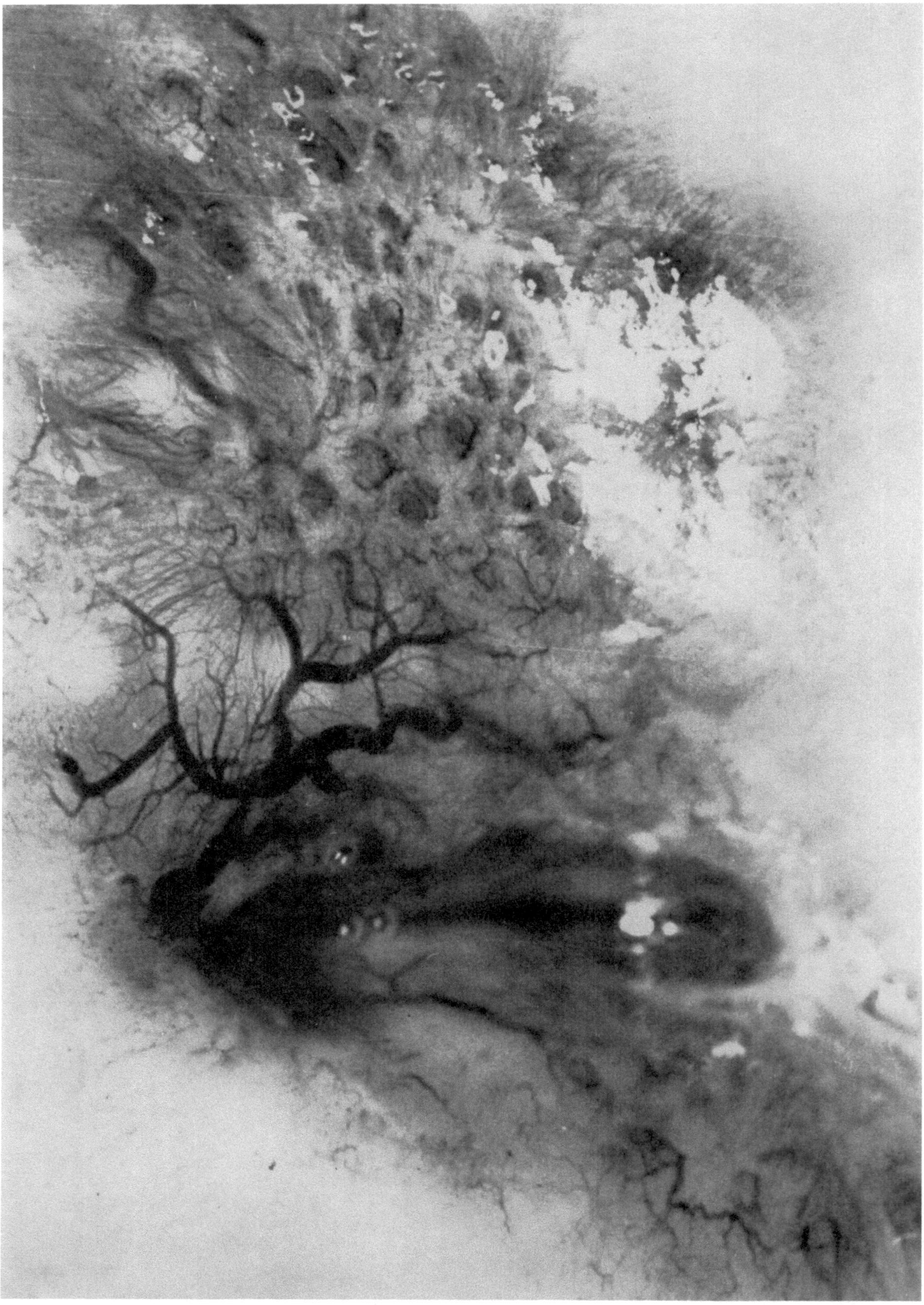

Tafel 44 Mosaik und atypische Gefäße
Seltener Befund einer negativen Felderung neben atypischen Verzweigungsgefäßen.

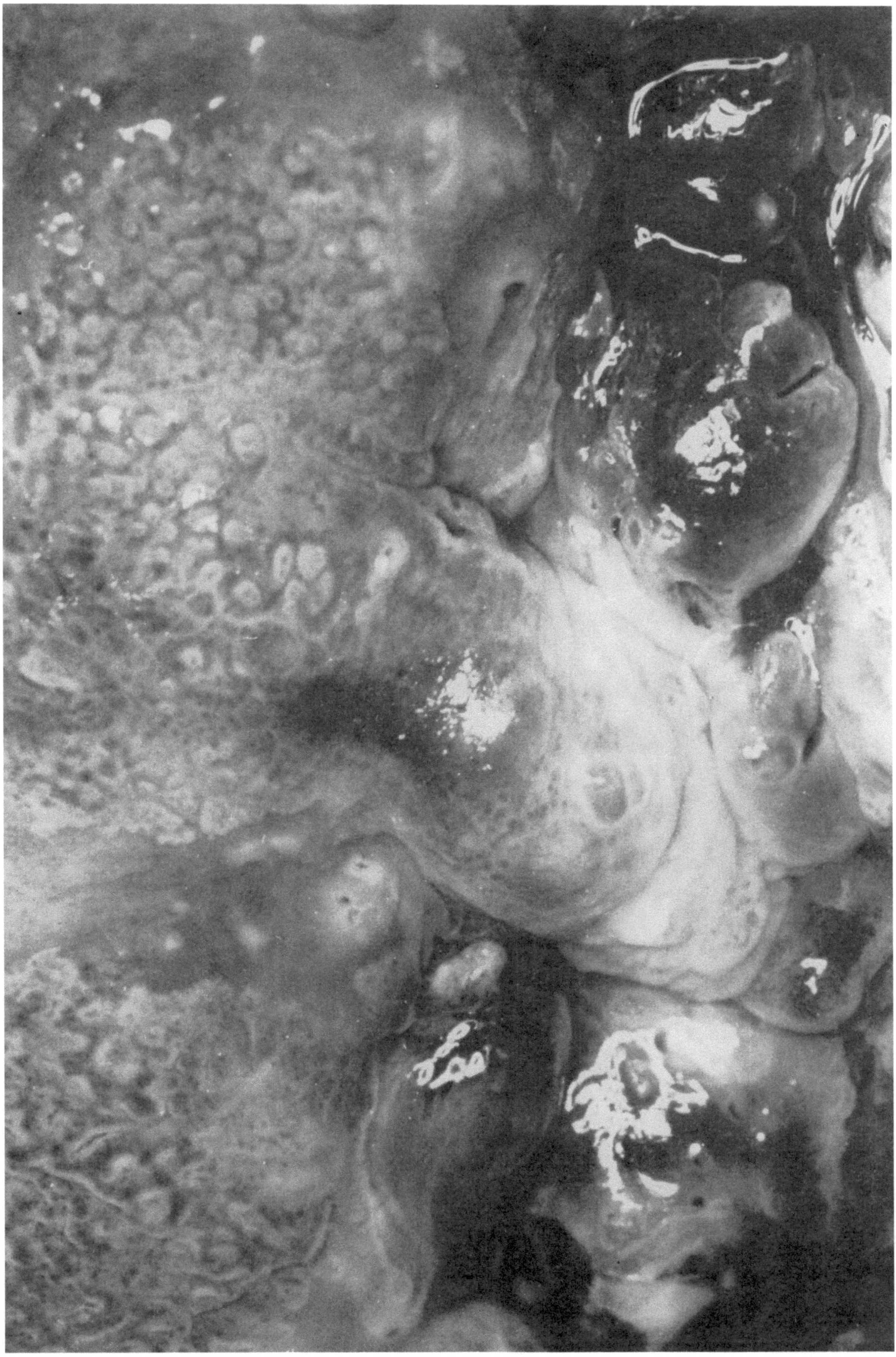

Tafel 45 **Mosaik und Karzinom**

Deutlich ausgeprägte Areale mit erhabener und negativer Felderung in den Randbezirken eines invasiven Karzinoms.

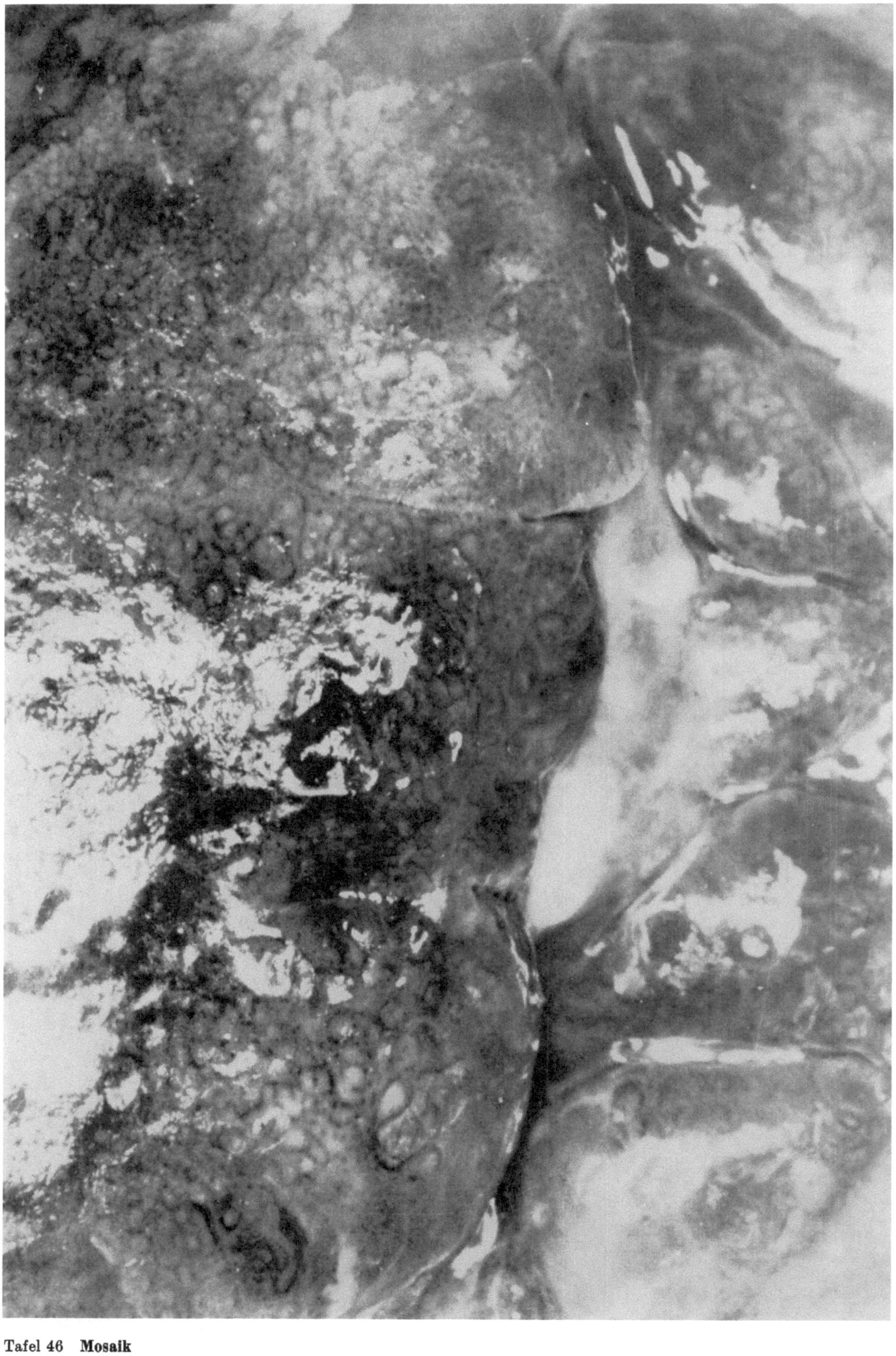

Tafel 46 **Mosaik**

Im Rahmen einer punktierten und teilweise verhornten Felderung sehen wir bei definitiv vergrößertem Interkapillarabstand und granulierter Oberfläche einzelne Erhebungen dunkleren Farbtons. Dieses Bild, bei leichter oberflächlicher Verhornung, deutet kolposkopisch auf ein Carcinoma in situ hin.

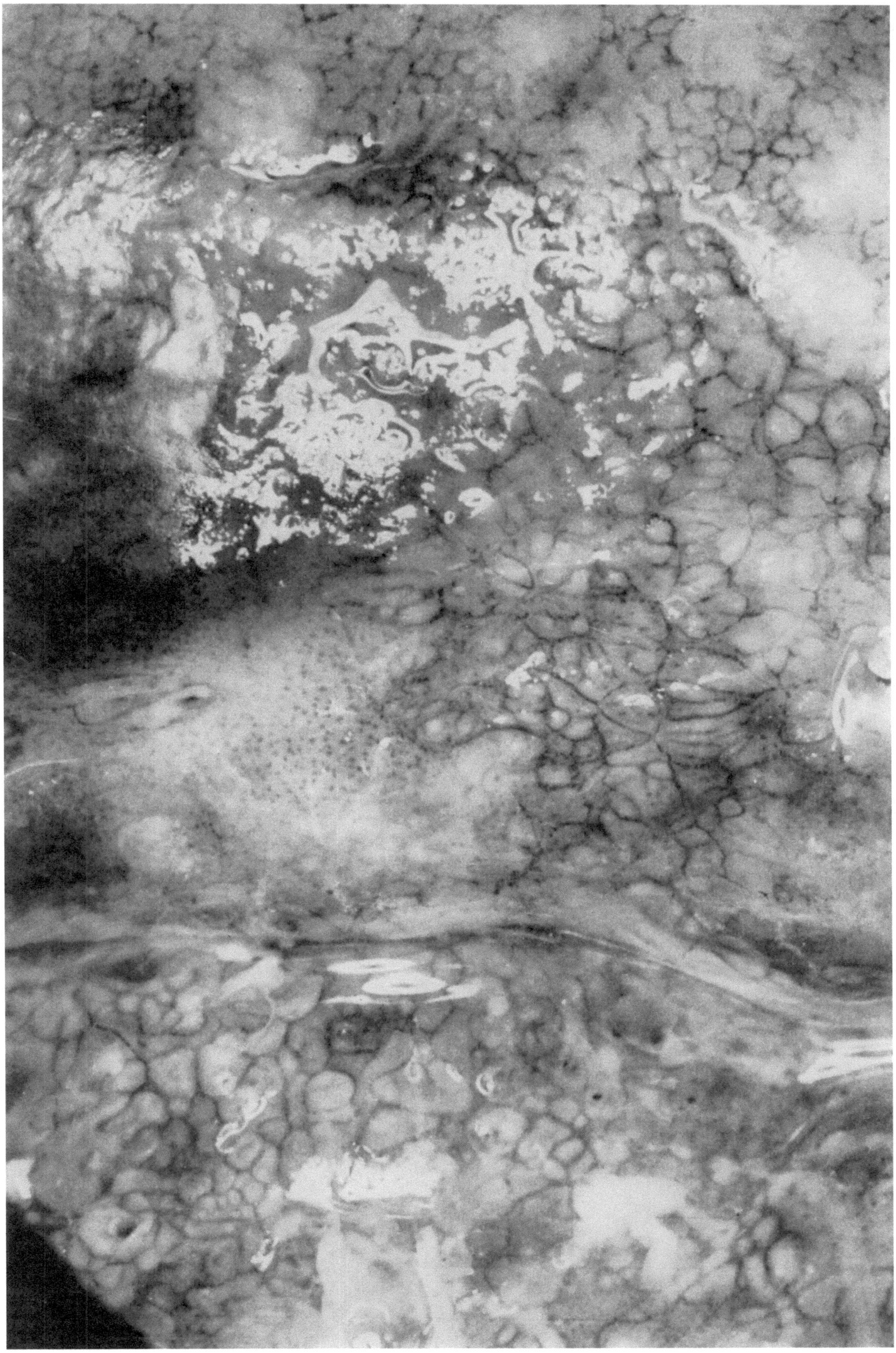

Tafel 47 Mosaik, Punktierung, Keratosis, invasives Karzinom

Bizarre, verhornte Felderung mit Niveauunterschieden, erhöhter Blutungsneigung im Wechsel mit papillären Grundbezirken weisen kolposkopisch auf ein invasives Karzinom hin.

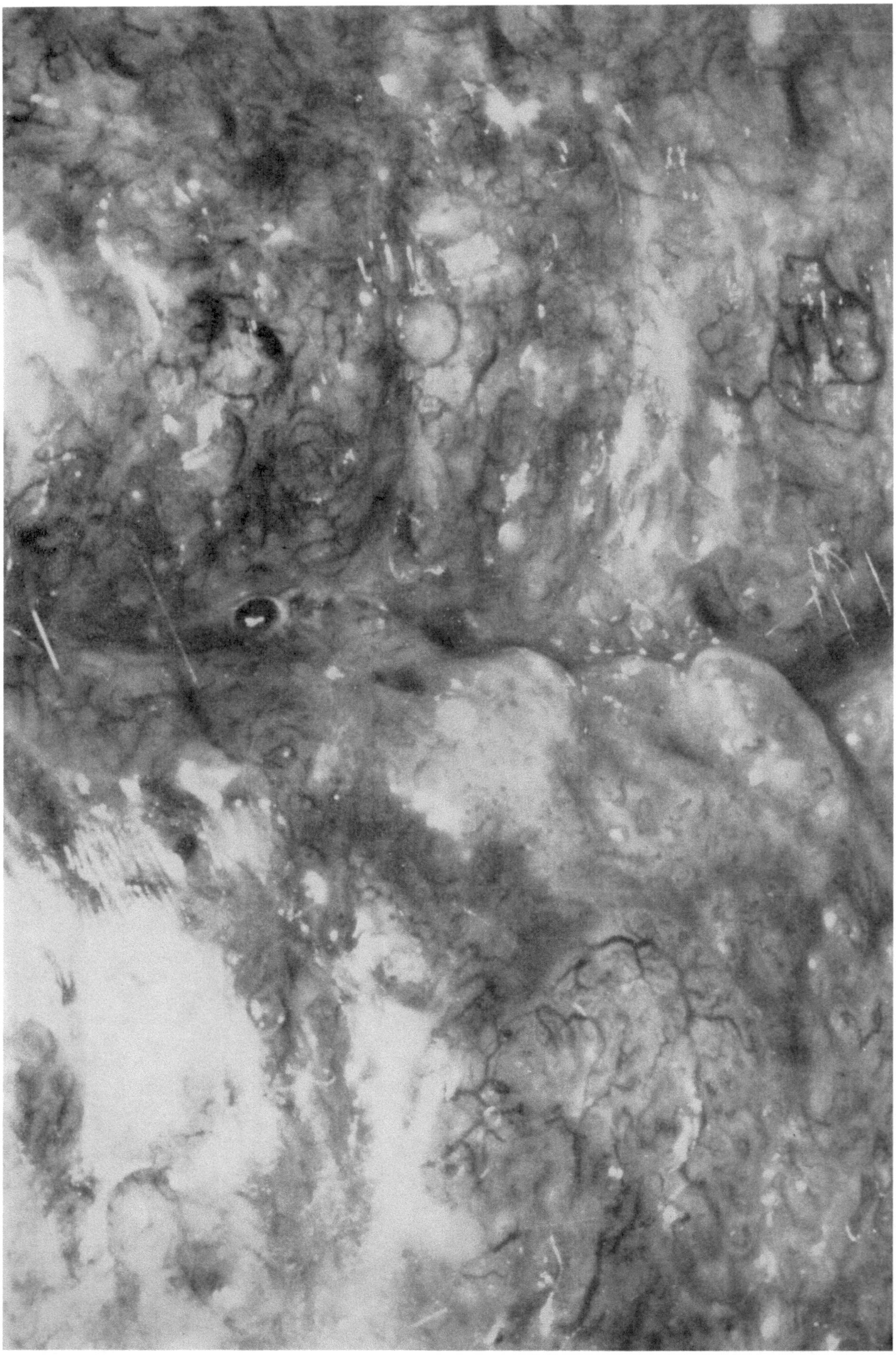

Tafel 48 **Atypische Gefäße, invasives Karzinom**

An der vorderen Muttermundslippe atypische Karzinomgefäße, die noch angedeutet Netzwerkstruktur haben; an der hinteren Muttermundslippe deutlich verwaschene Karzinomstrukturen.

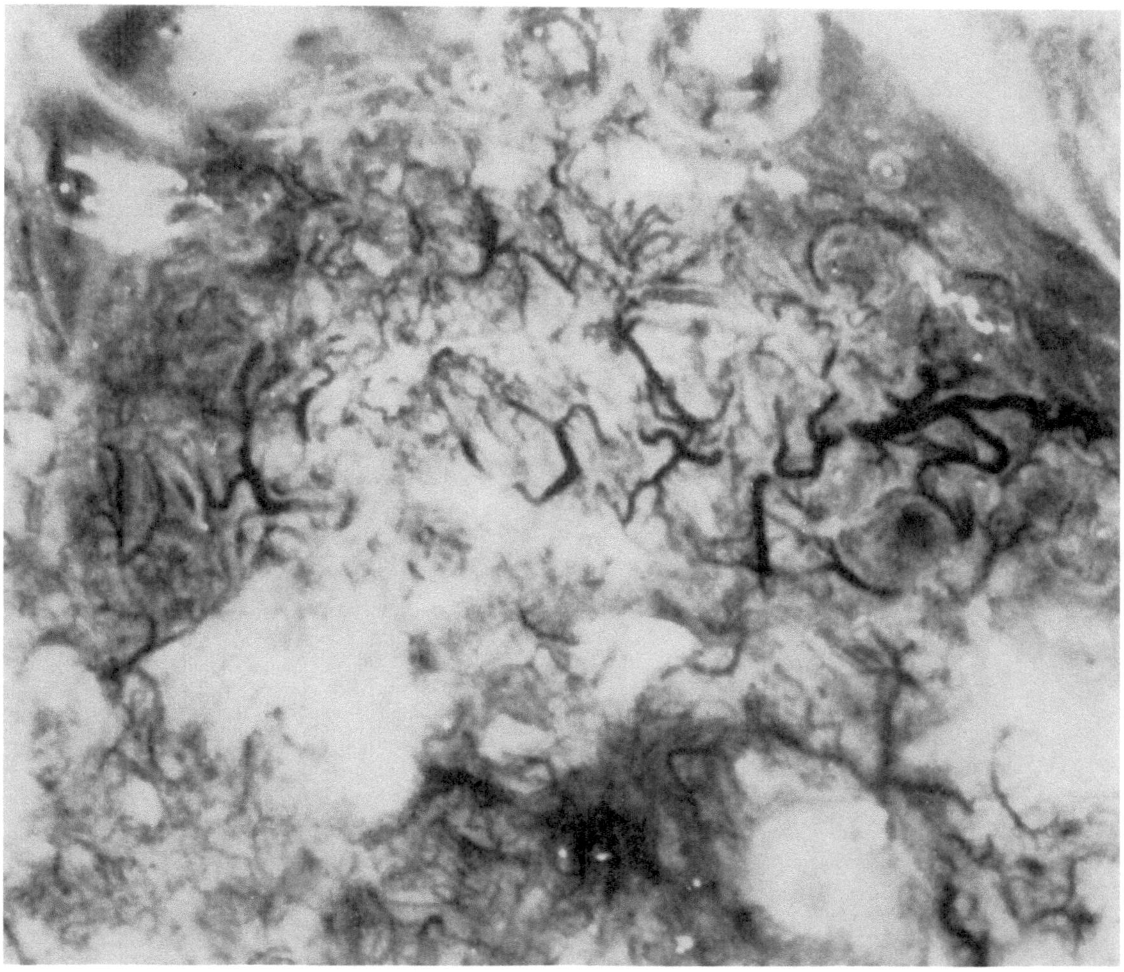

Tafel 49 Atypische Gefäße, invasives Karzinom

Deutlich atypische Verzweigungsgefäße, die in all ihren Kriterien für ein invasives Karzinom beweisend sind. (Vergleiche dazu die normalen Verzweigungsgefäße der Umwandlungszone.)

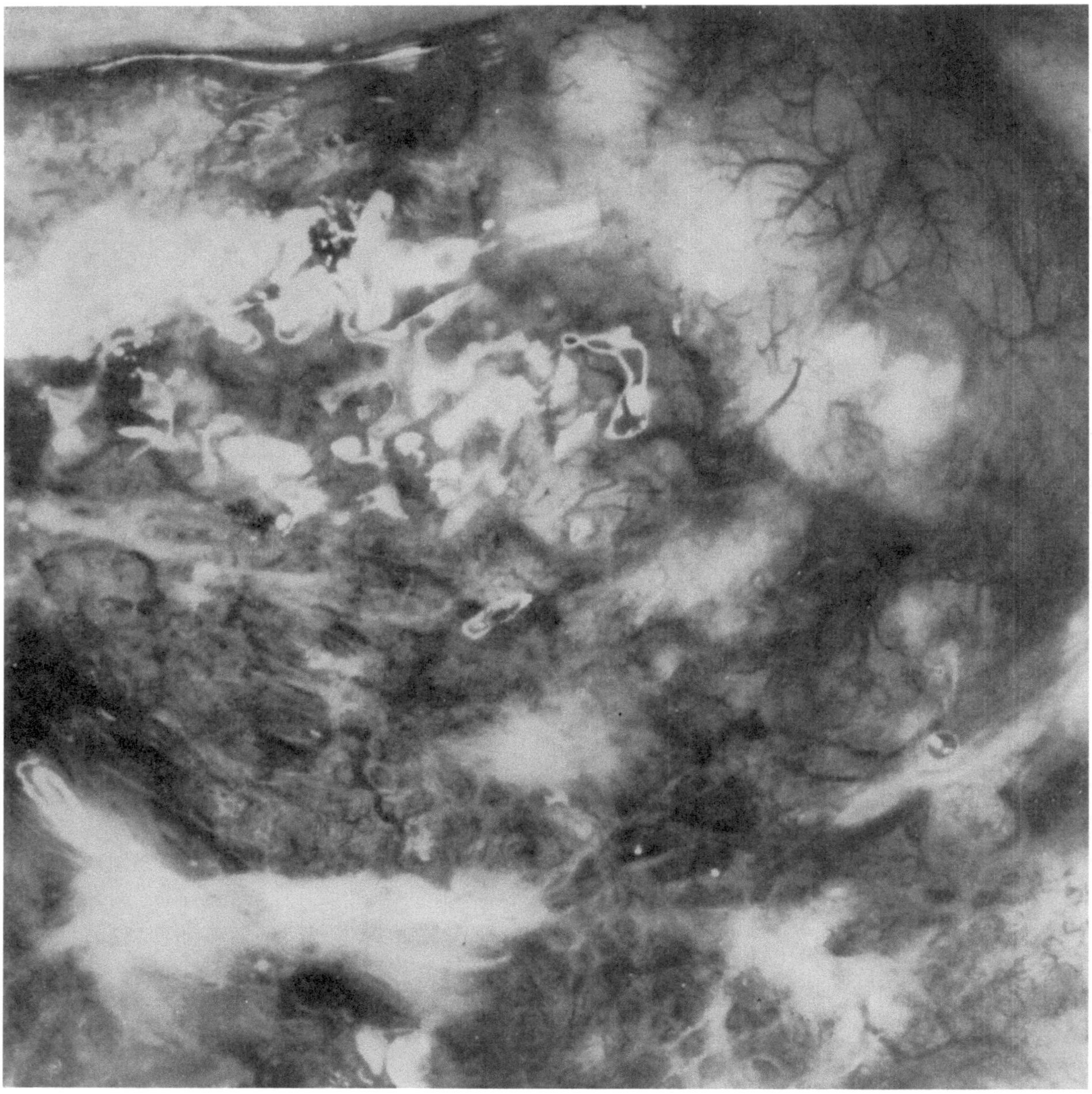

Tafel 50 **Mosaik, Keratosis, atypische Gefäße**

Neben einem ziemlich großflächigen negativen Felderungsareal das verwaschene Bild des Karzinoms; im Karzinomzentrum neben abgebrochenen bizarren Karzinomgefäßen kleine Verhornungsbezirke. Im rechten oberen Bildrand normale Verzweigungsgefäße einer geschlossenen Umwandlungszone bei Epithelatrophie.

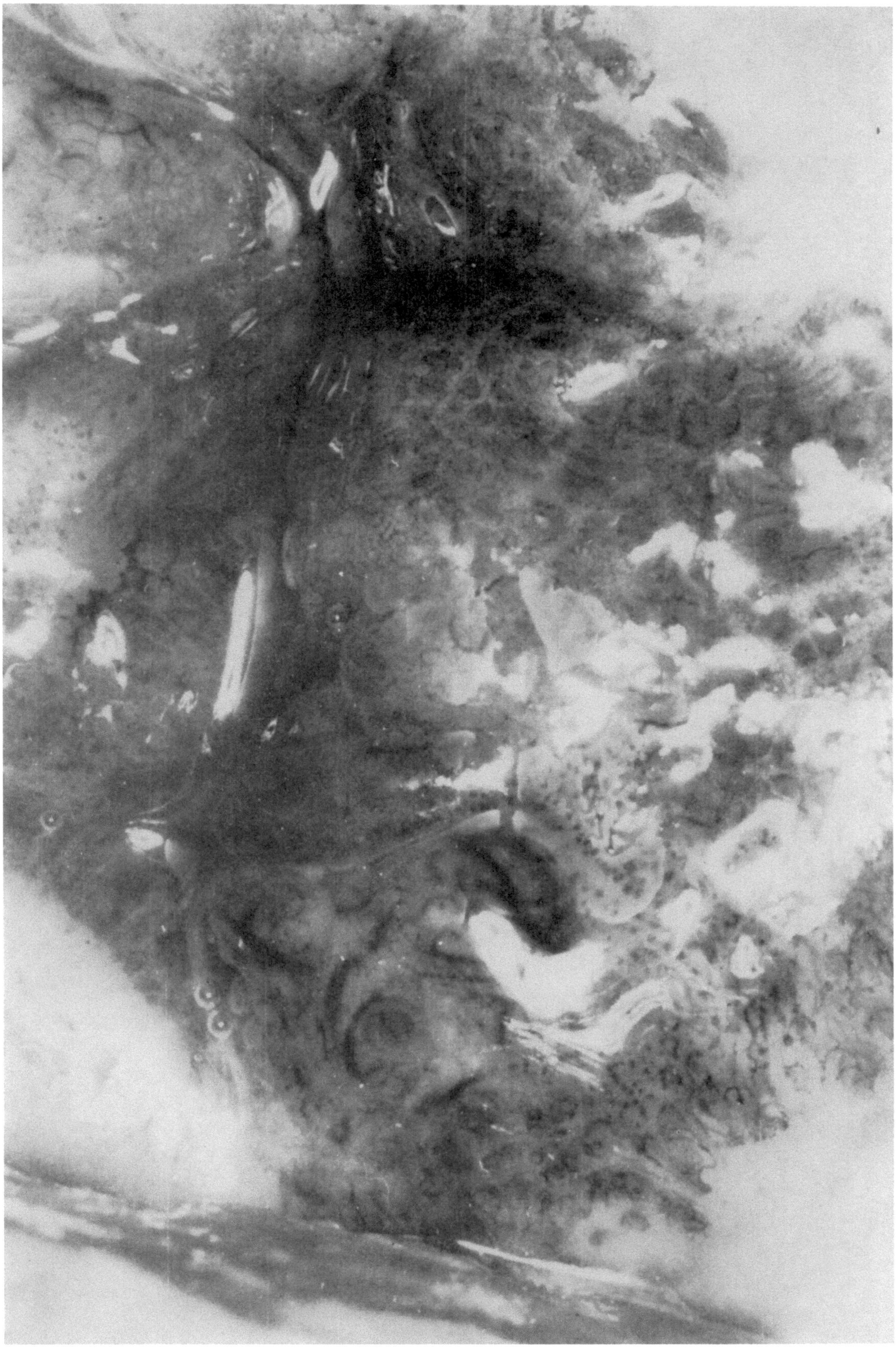

Tafel 51 **Punktierung, Mosaik und Karzinom**

Im unteren Bildanteil negative Felderungsareale, in den oberen 2 Dritteln atypische Haarnadelkapillaren, die stufenweise weiter entarten, bis zum Karzinombild reichend.

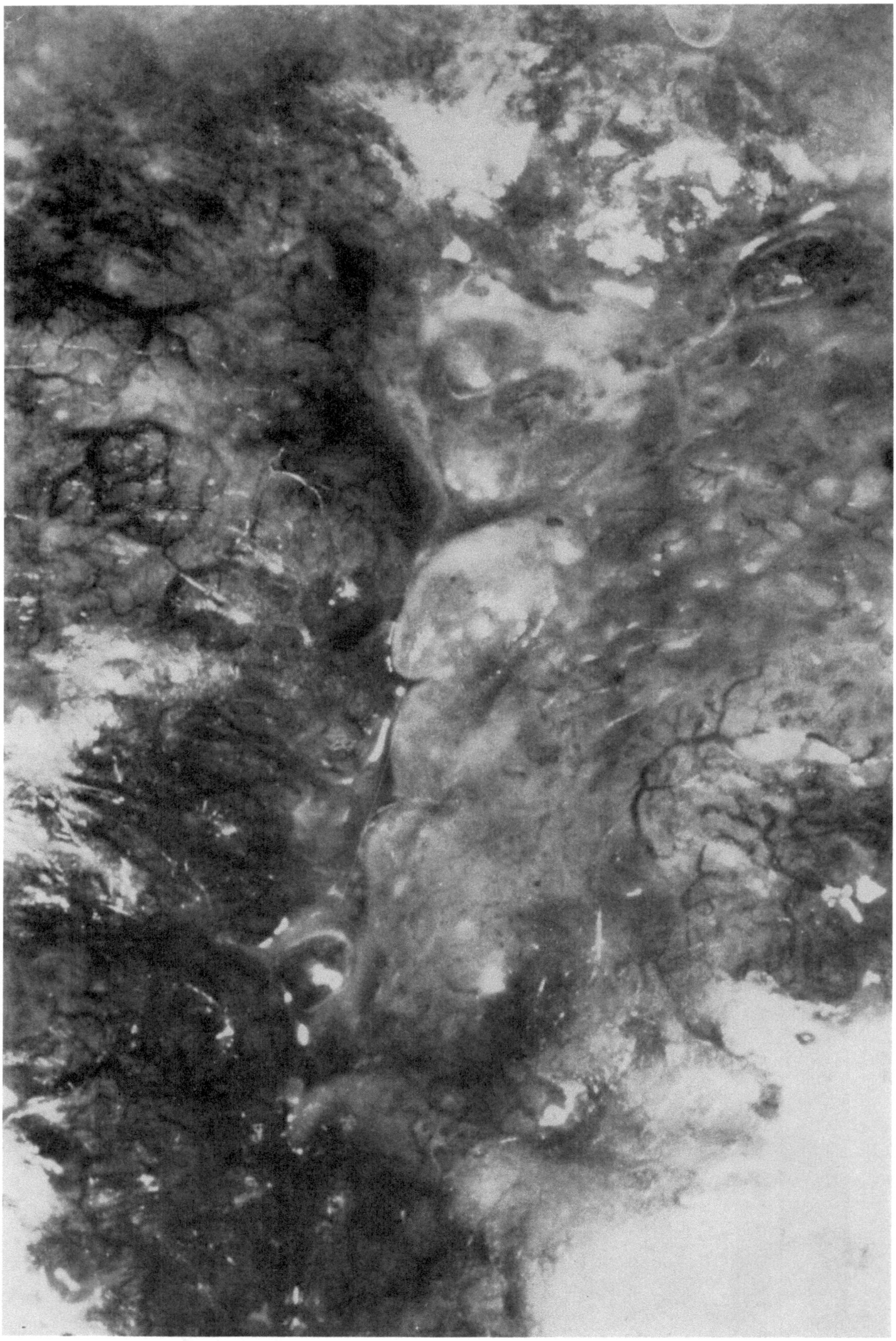

Tafel 52 **Atypische Gefäße, Karzinom**

Atypische Netzwerkkapillaren eines Karzinoms. Neben keratotischen Bezirken sind deutlich noch verwaschene Felderungsareale sichtbar. Rechts im unteren Bilddrittel atypische Verzweigungsgefäße.

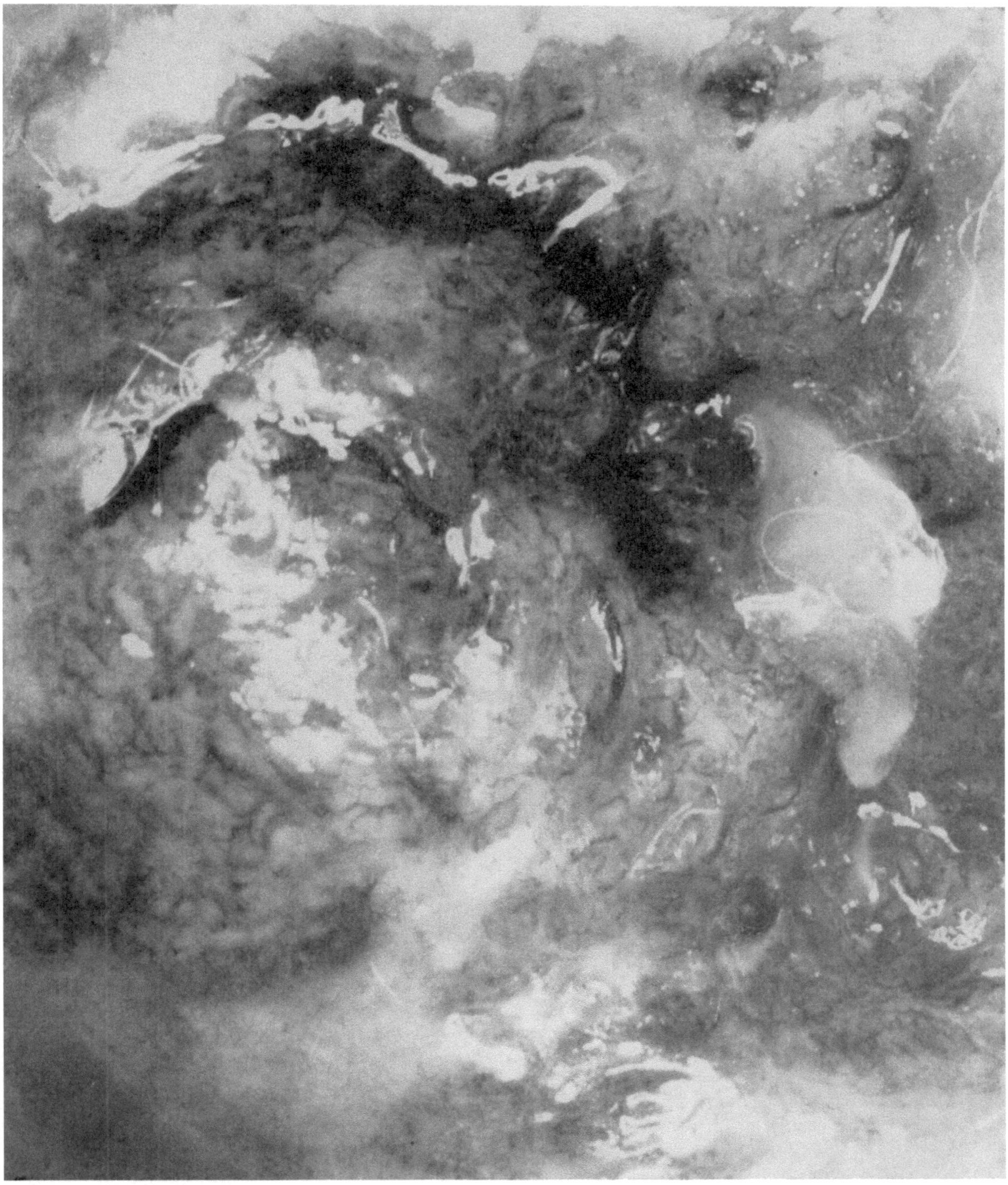

Tafel 53 **Atypische Gefäße**

Atypische Netzwerkgefäße beim invasiven exophytisch wachsenden Karzinom.

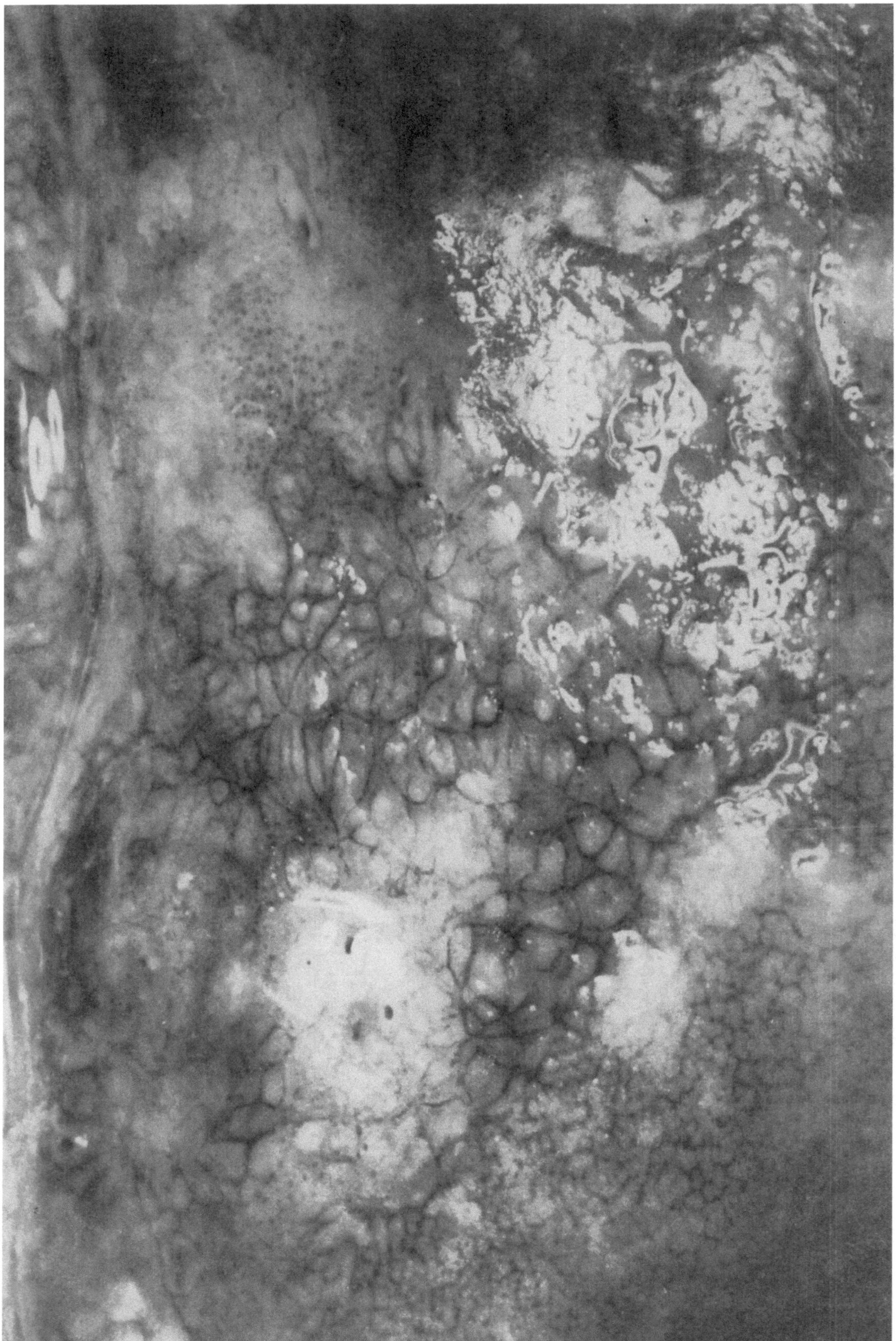

Tafel 54 **Mosaik, Punktierung, frühinvasives Karzinom**

In der Abb. dominieren atypische Netzwerkgefäße einer einfachen Felderung, der bizarren Felderung und der verhornten Felderung. Außerdem sehen wir atypische Haarnadelkapillaren eines papillären Grundes. Die Gefäßstruktur am Ort der höchsten Atypie im rechten oberen Bildrand ist nicht beurteilbar.

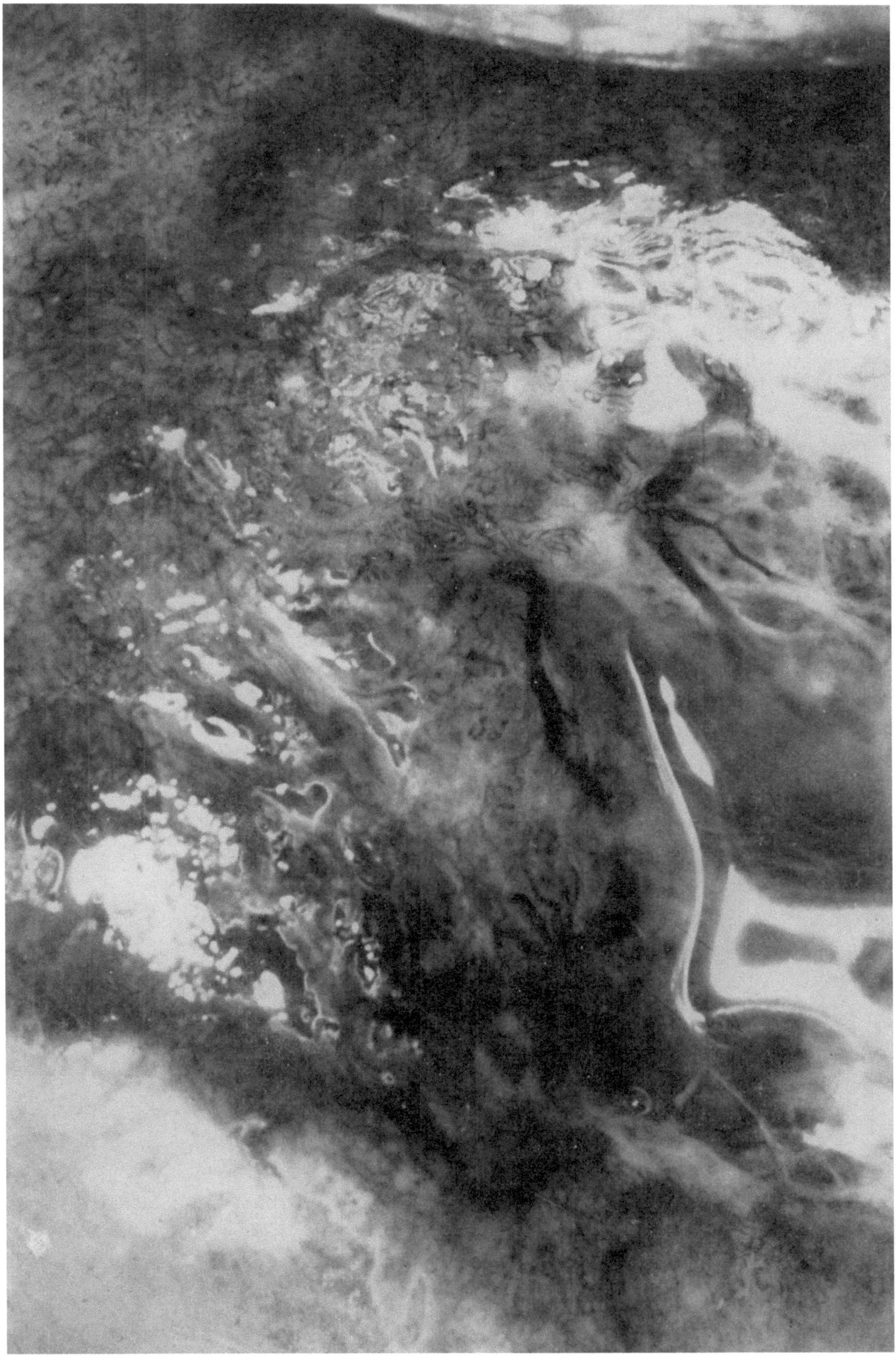

Tafel 55 **Atypische Gefäße, invasives Karzinom**

Atypische Karzinomgefäße vom Typ der atypischen Netzwerkkapillaren, Epitheldefekte und subepitheliale Blutungen bei einem invasiven Karzinom.

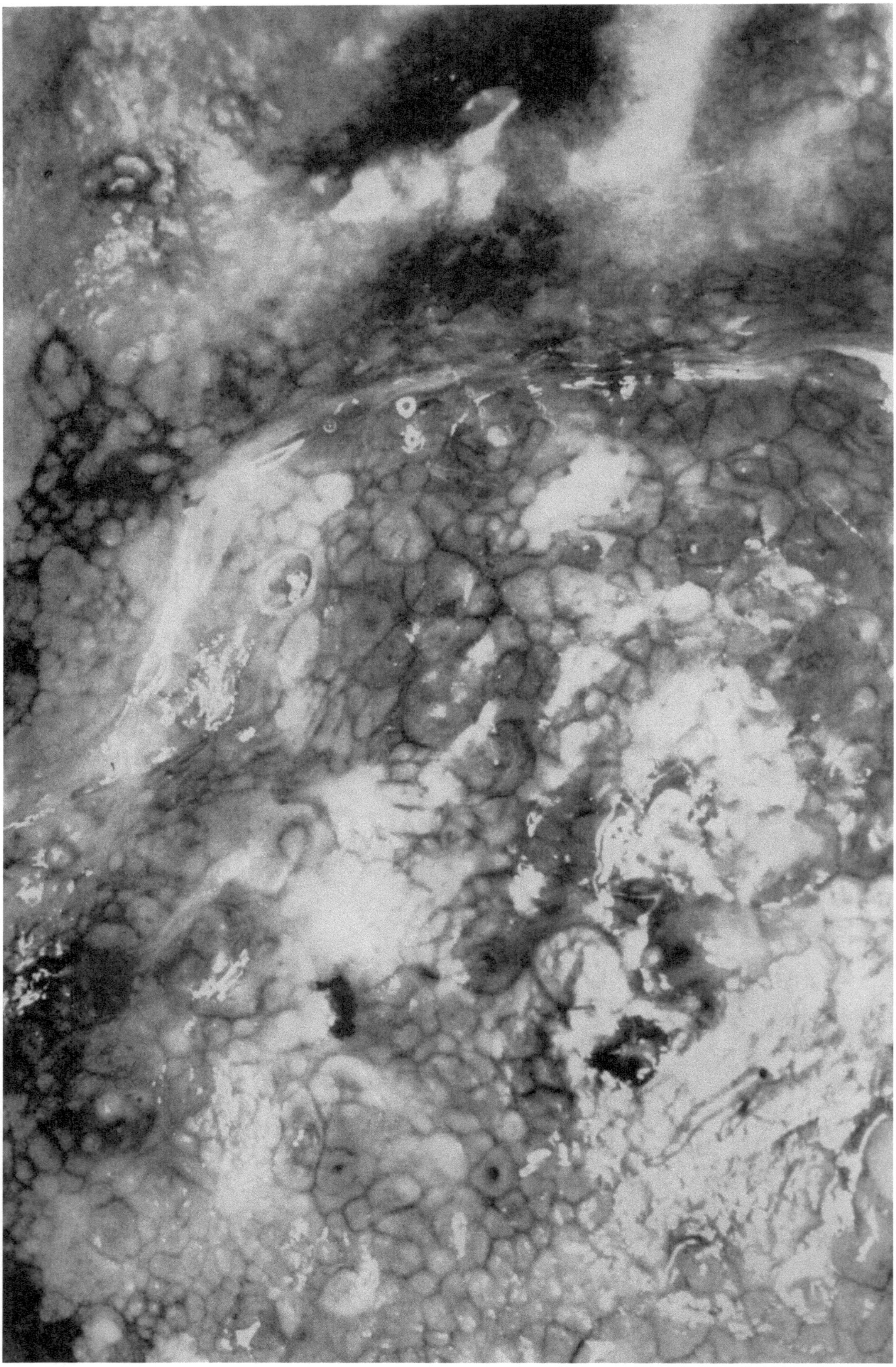

Tafel 56 **Mosaik, Keratosis, frühinvasives Karzinom**

Neben der bizarren, verhornenden Felderung bei stark ausgeprägten Niveauunterschieden subepitheliale Blutungen. Das Bild entspricht einem frühinvasiven Karzinom.

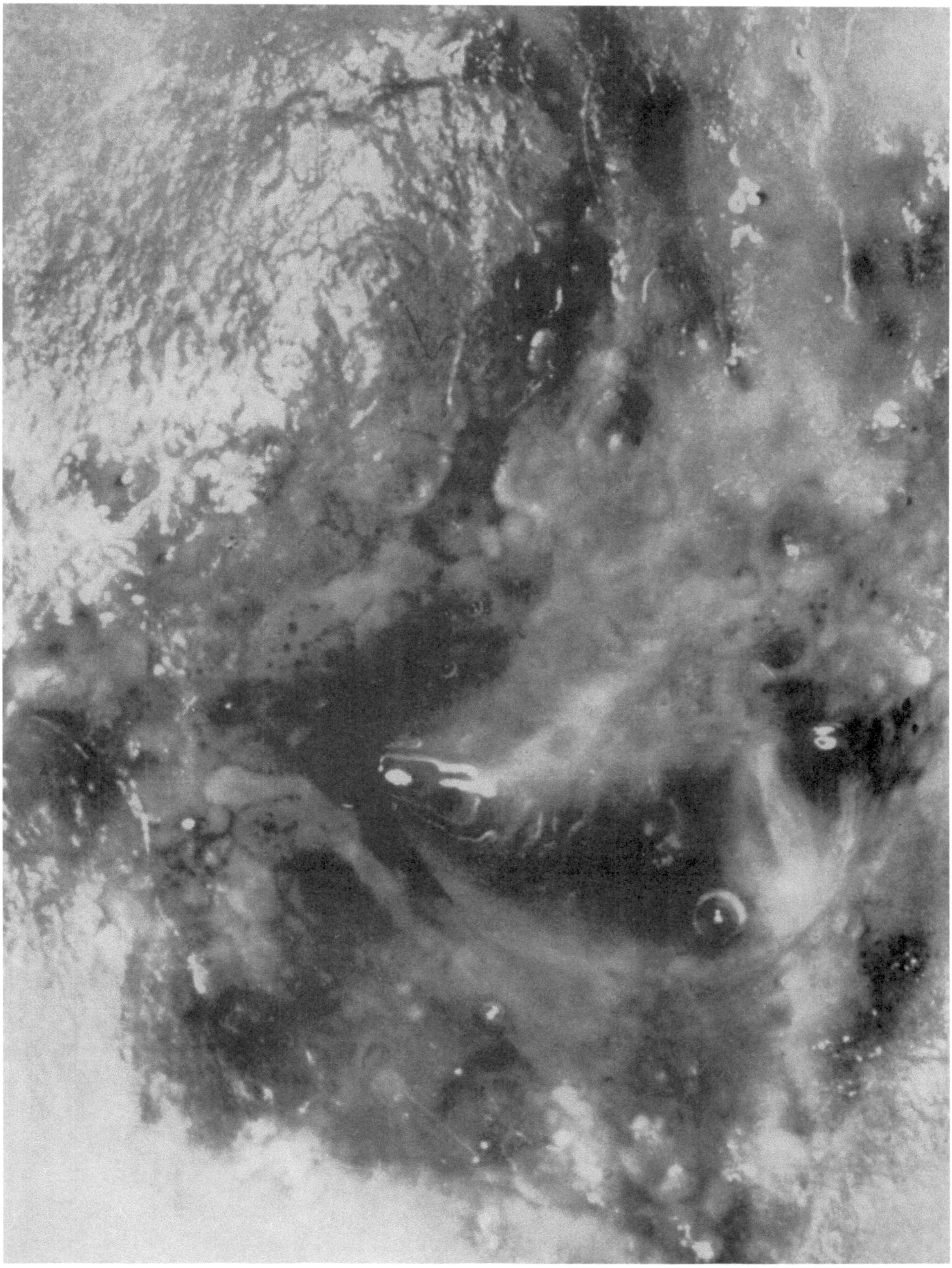

Tafel 57 **Mosaik, Punktierung und Keratosis**

Die 3 wesentlichsten Erscheinungsbilder des atypischen Epithels an der Portio uteri; bei der gegebenen Verhornungstendenz des Epithels können Felderung und Grund mit und ohne Horn in Erscheinung treten. Im Extremfall sind einzelne Felder nicht mehr als solche zu erkennen, sondern imponieren als Leukoplakie.

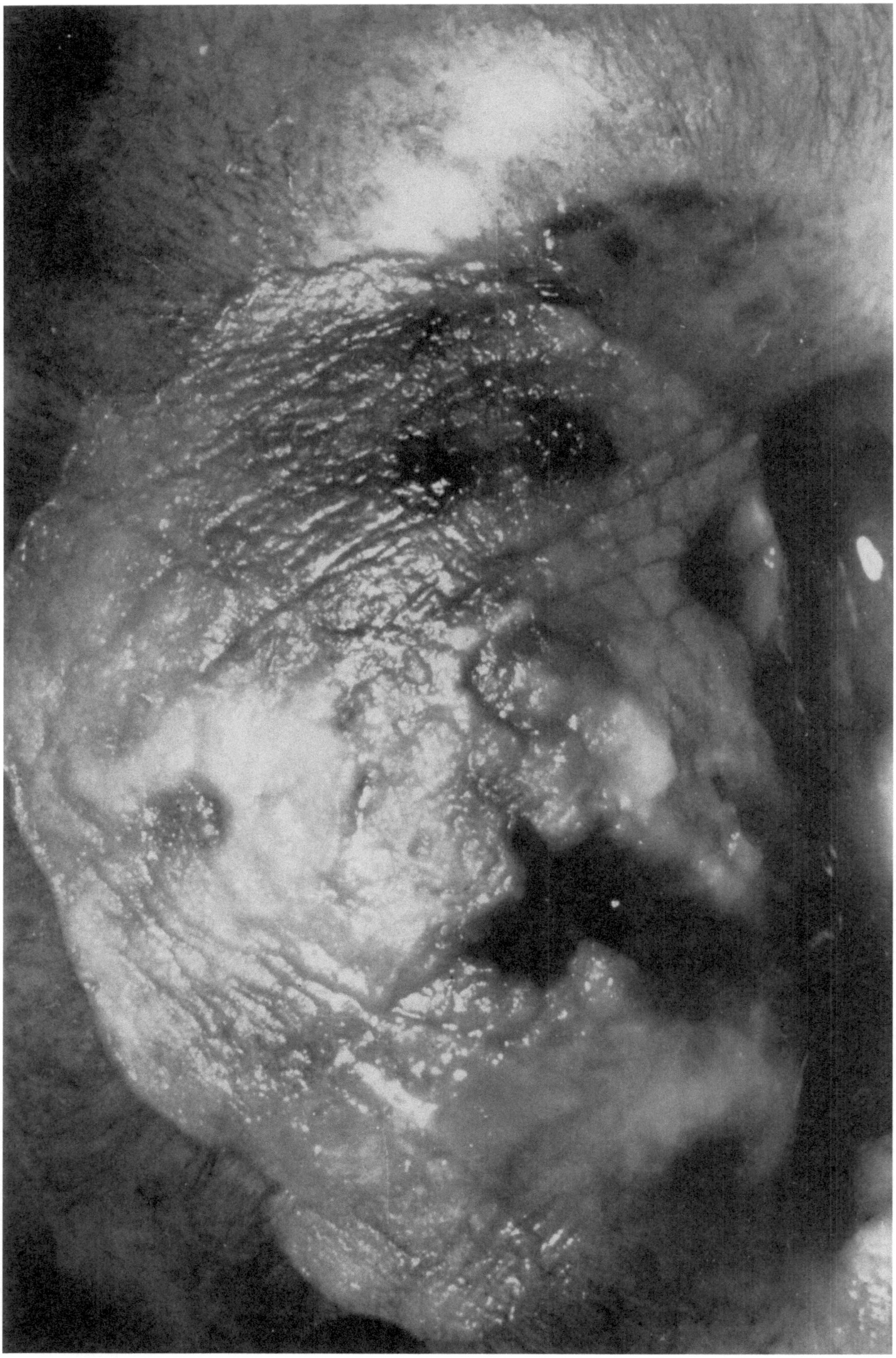

Tafel 58 **Keratosis und Mosaik**

Schollige, erhabene Leukoplakie mit verhornten, bizarren Felderungsarealen. Diese Horn- und Parakeratoseschichten des atypischen Epithels sind typisch. Wir sehen dicke, schollige, zerrissene Hornauflagerungen, die einer groben Felderung entsprechen können. Unter der Leukoplakie kann man atypisches Epithel, das dem kolposkopischen Bild des Grundes, aber auch der Felderung entspricht, finden. Unter der Leukoplakie versteckt sich oft, wie in diesem Falle, ein Karzinom.

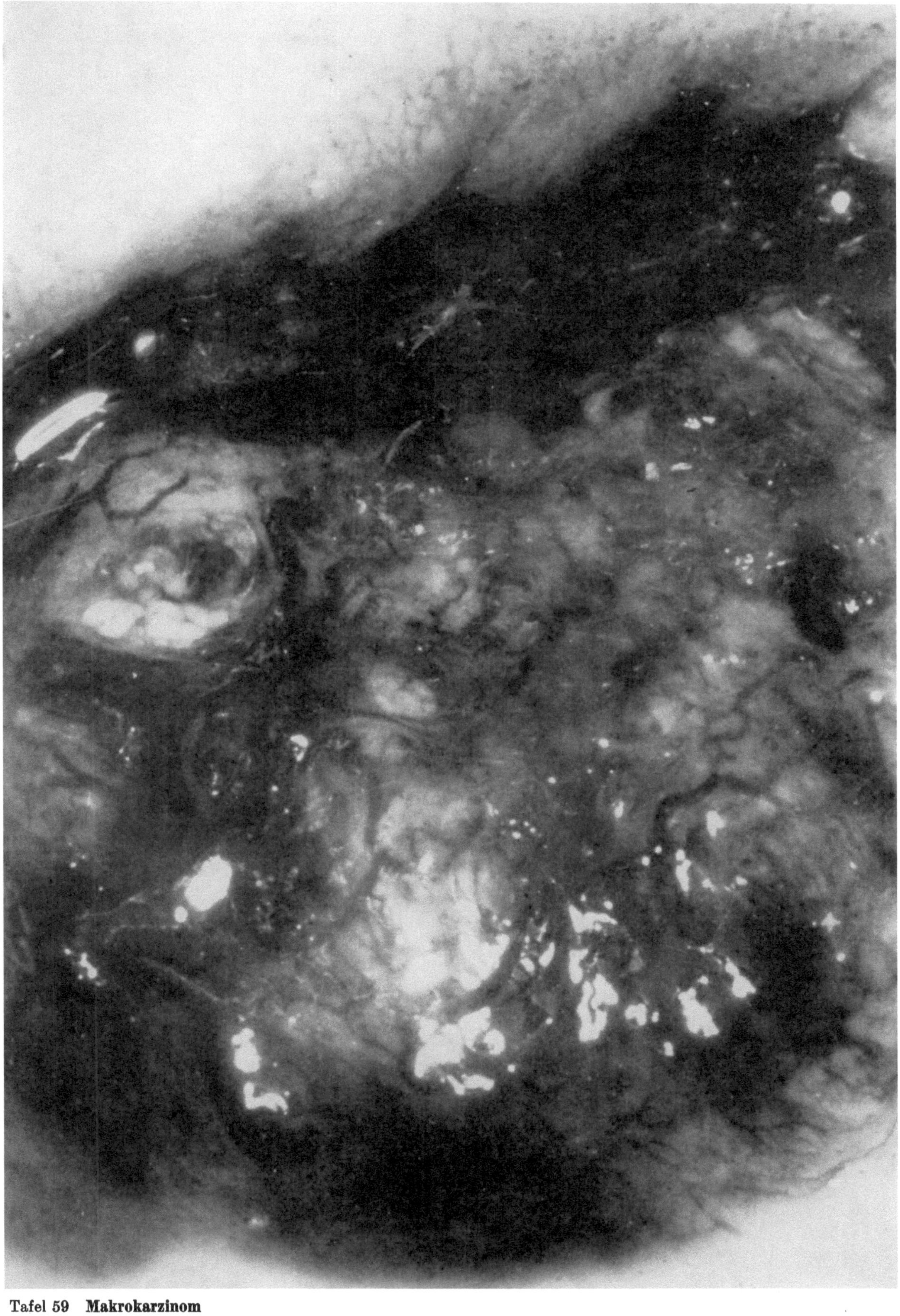

Tafel 59 **Makrokarzinom**

Während an der vorderen Muttermundslippe noch zarte Felderungsstrukturen erkennbar sind, ist an der hinteren Muttermundslippe ein exophytisch wachsender Tumor mit Karzinomgefäßen der atypischen Netzwerk- und Verzweigungsstruktur zu beobachten.

GEFÄSSBILDER

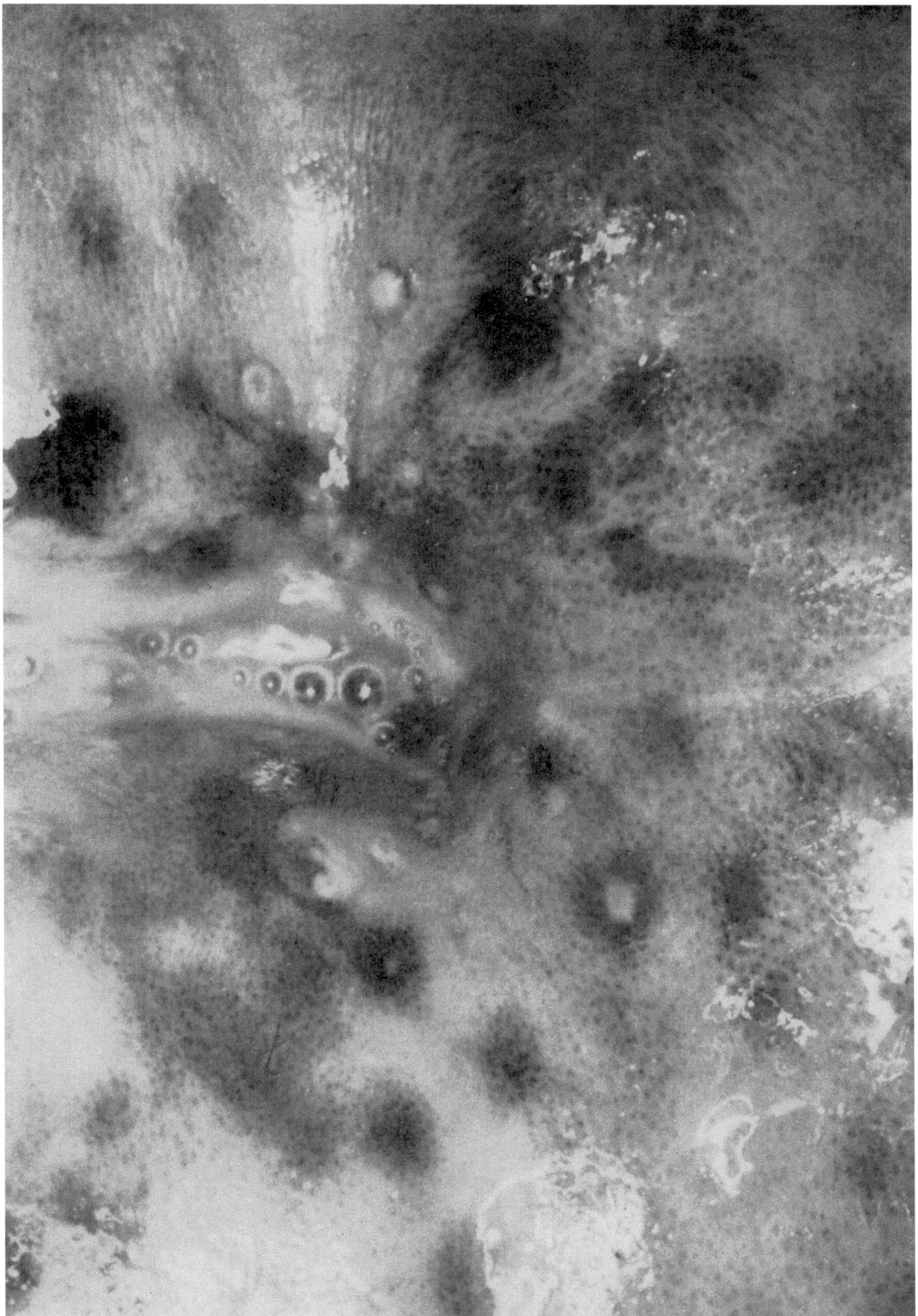

Tafel 60 **Entzündung**

Normale Haarnadelkapillaren der fleckförmigen und granulierenden Kolpitis. Auffällig, vor allem rechtsseitig, sind die „Doppelkämme" der Haarnadelkapillaren, die vor allem bei der Trichomoniasis beschrieben werden. Differentialdiagnostisch müssen von solchen Entzündungen die scharf begrenzten Punktierungs-Grund-Areale abgegrenzt werden. Nach *Koller* und *Kolstad* ist die Interkapillardistanz bei der benignen Entzündung verringert, bei der malignen Transformation in seinen Stufen vergrößert.

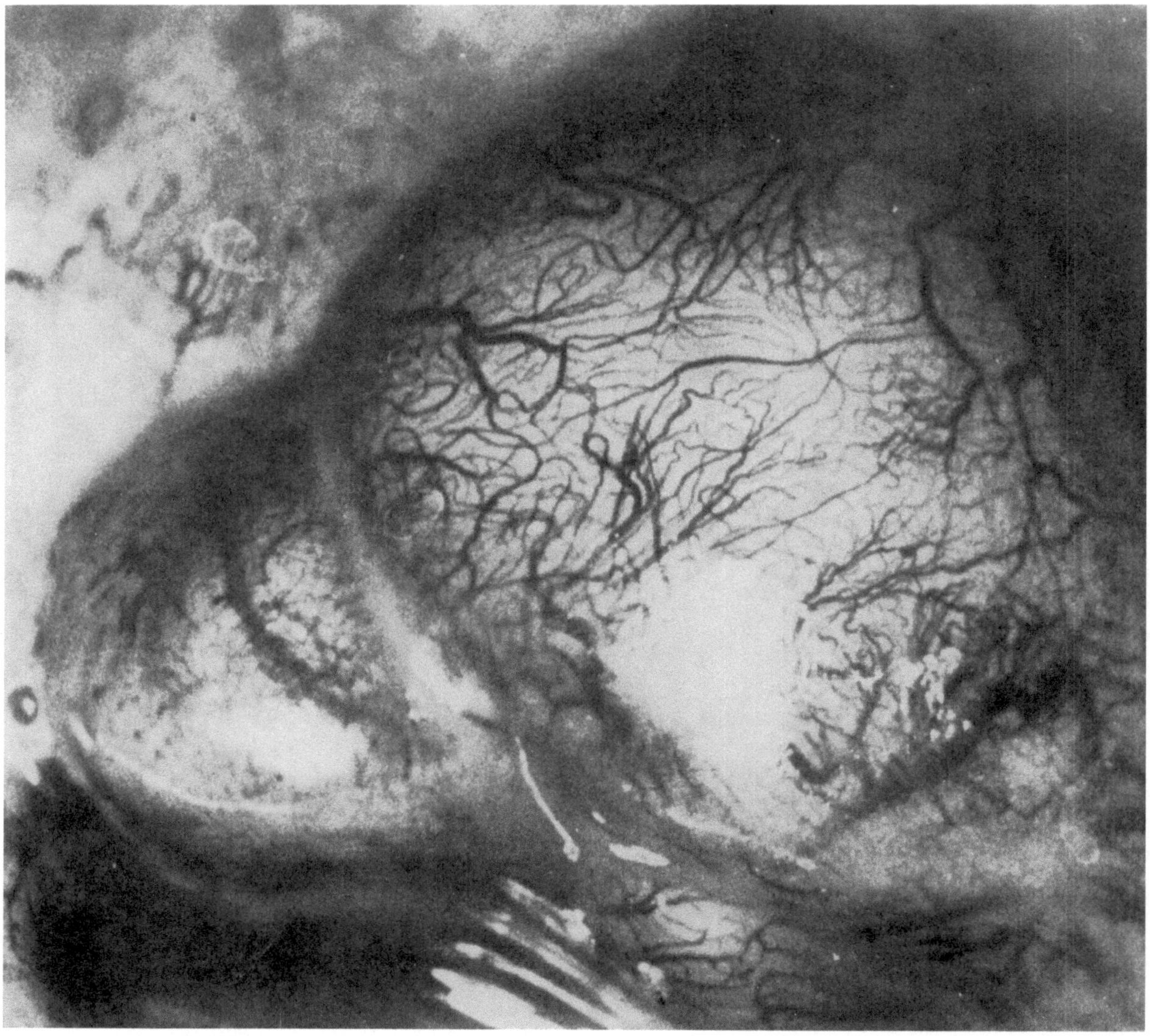

Tafel 61 **Umwandlungszone**

Sich teilweise überkreuzende normale Verzweigungsgefäße einer geschlossenen Umwandlungszone im Bereich der Ovula Nabothi.

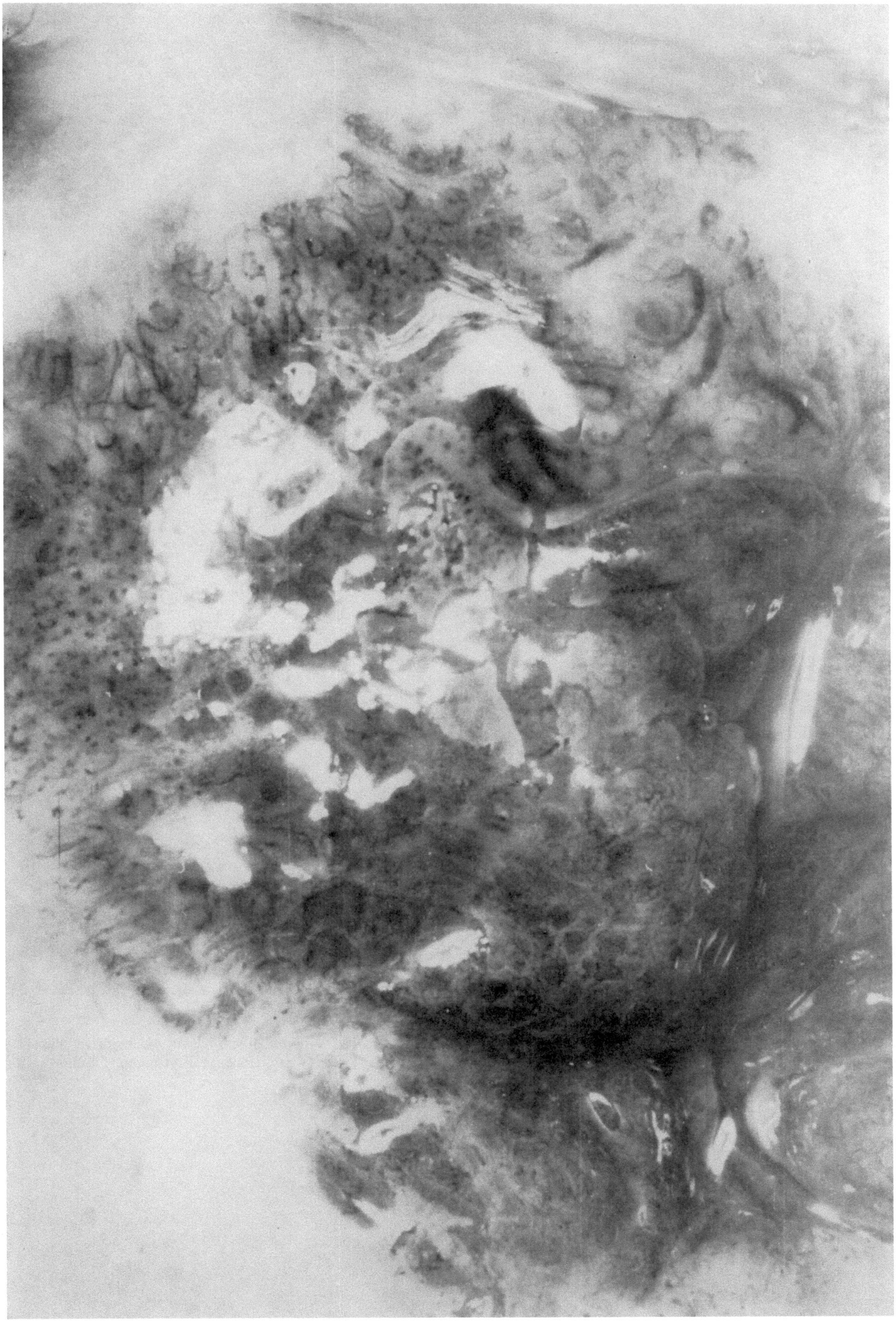

Tafel 62 **Mosaik, Punktierung, atypische Gefäße**

Ein gehäuftes, zusammenhangloses Vorkommen von Haarnadelgefäßen atypischer Natur. Einzelne, langgezogene, atypische Gefäße, kommaförmige Gefäße, feinste Kapillaren über der negativen Felderung sind in ihrer charakteristischen Unregelmäßigkeit und Vielgestaltigkeit typisch für das frühinvasive Karzinombild.

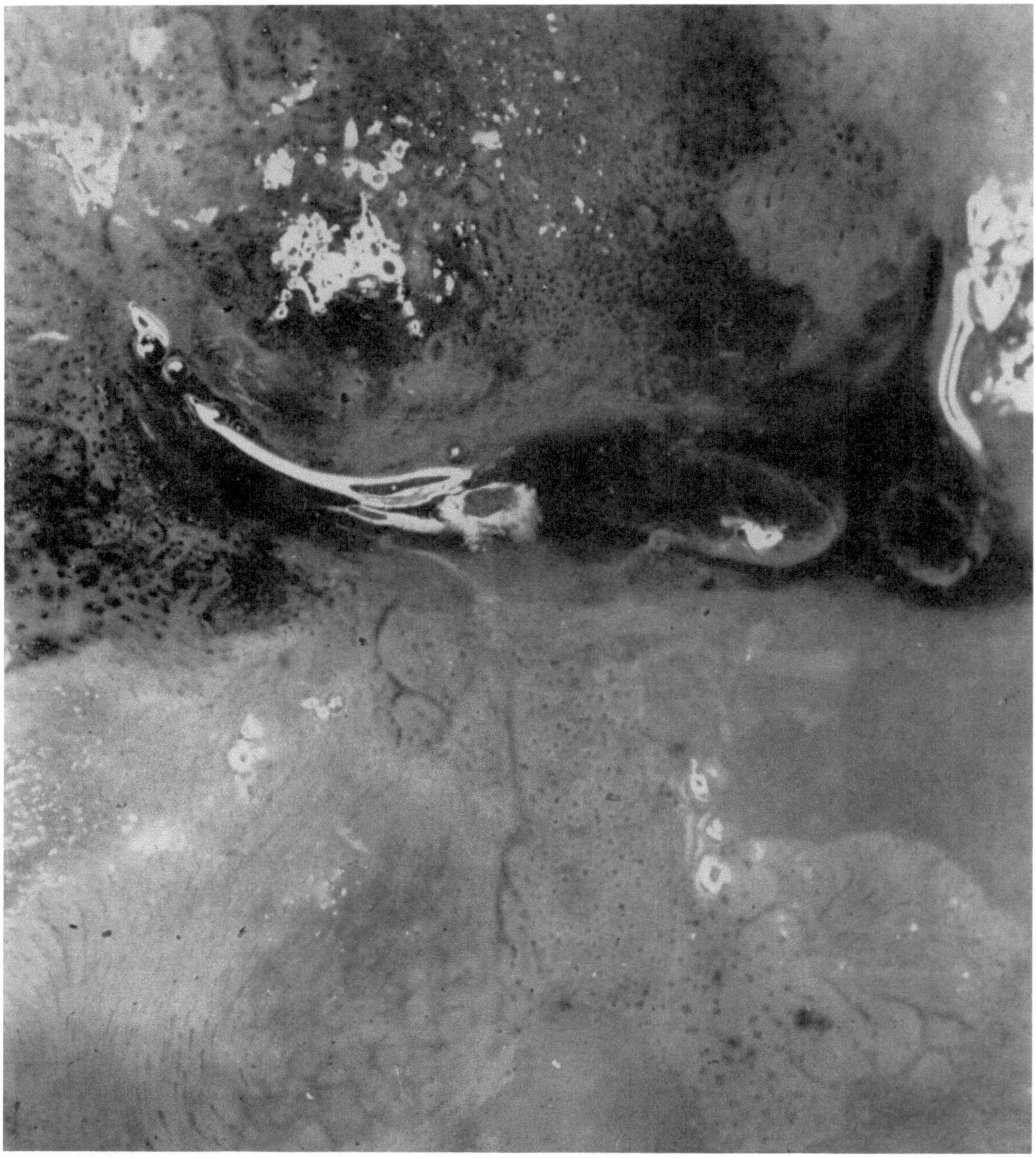

Tafel 63 **Mosaik, Punktierung, atypische Gefäße**

Neben atypischen Haarnadelkapillaren eines frühinvasiven Karzinoms zarte Felderungsstrukturen; auf der vorderen Muttermundslippe Gefäßareale, die denen der Tafel 62 entsprechen, außerdem zahlreiche punktförmige Blutungen, die durch die Fragilität der Gefäße bedingt sind.

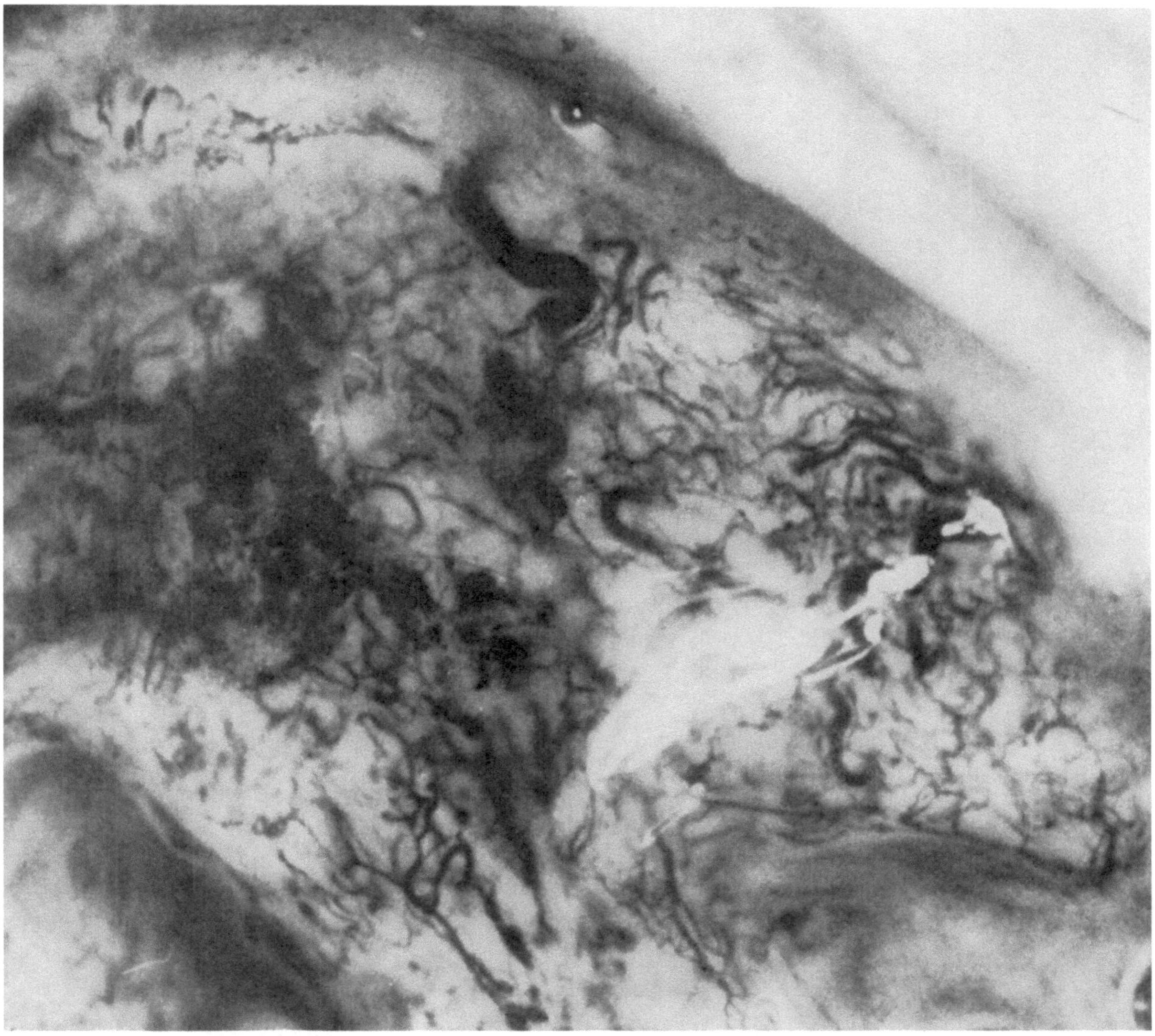

Tafel 64 Atypische Gefäße und Karzinom

Atypische Karzinomgefäße vom Netzwerktyp: Größe, Form, Verlauf, Kaliberschwankungen, Kaliberabbrüche, wechselnde Interkapillardistanz, im ganzen also ein wirres und unruhiges Gefäßbild.

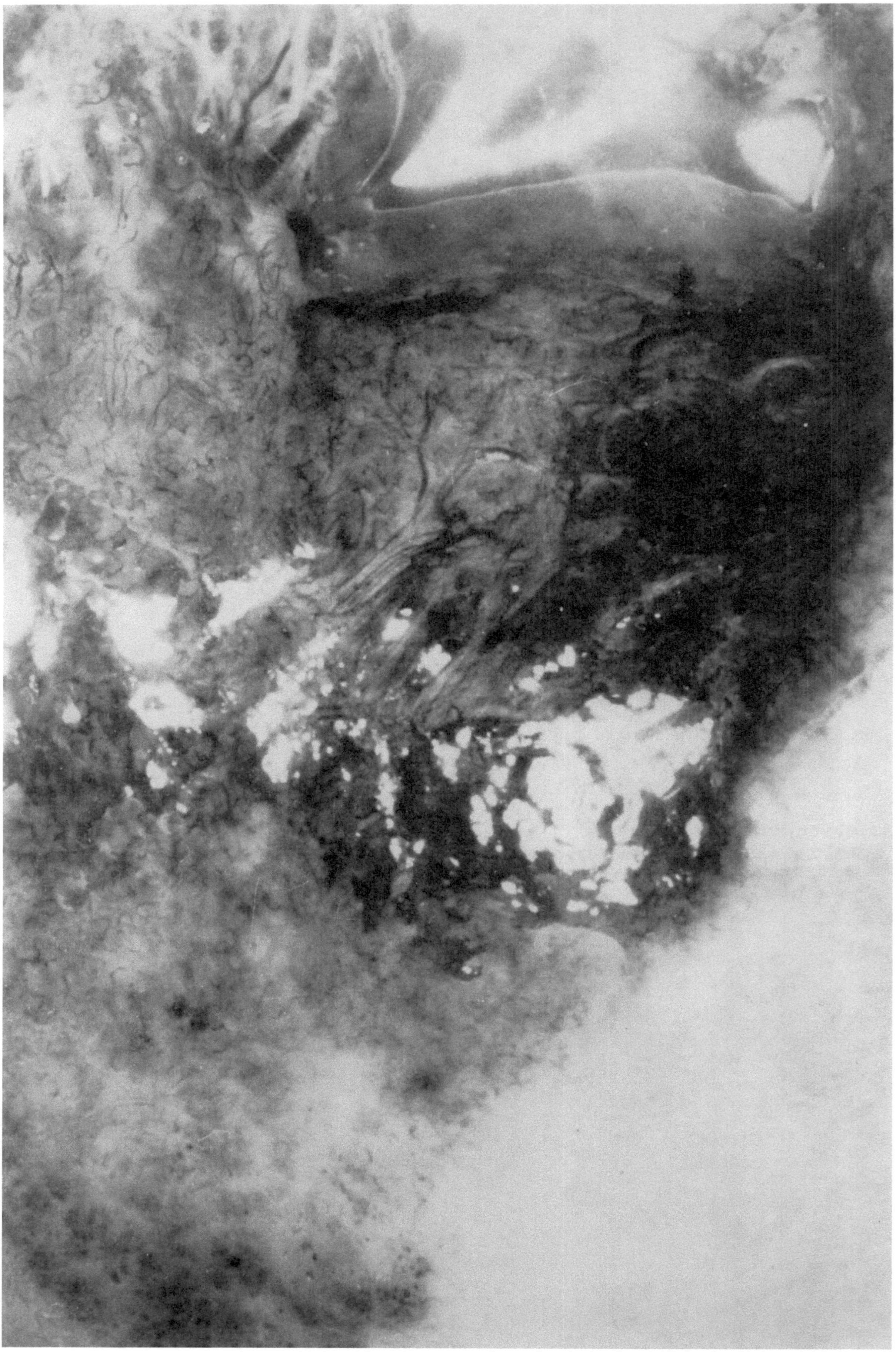

Tafel 65 **Atypische Gefäße**

Die feinen, teilweise parallel verlaufenden Gefäße, neben den Kommagefäßen und den atypischen Haarnadelgefäßen sind typisch für ein frühinvasives Karzinom.

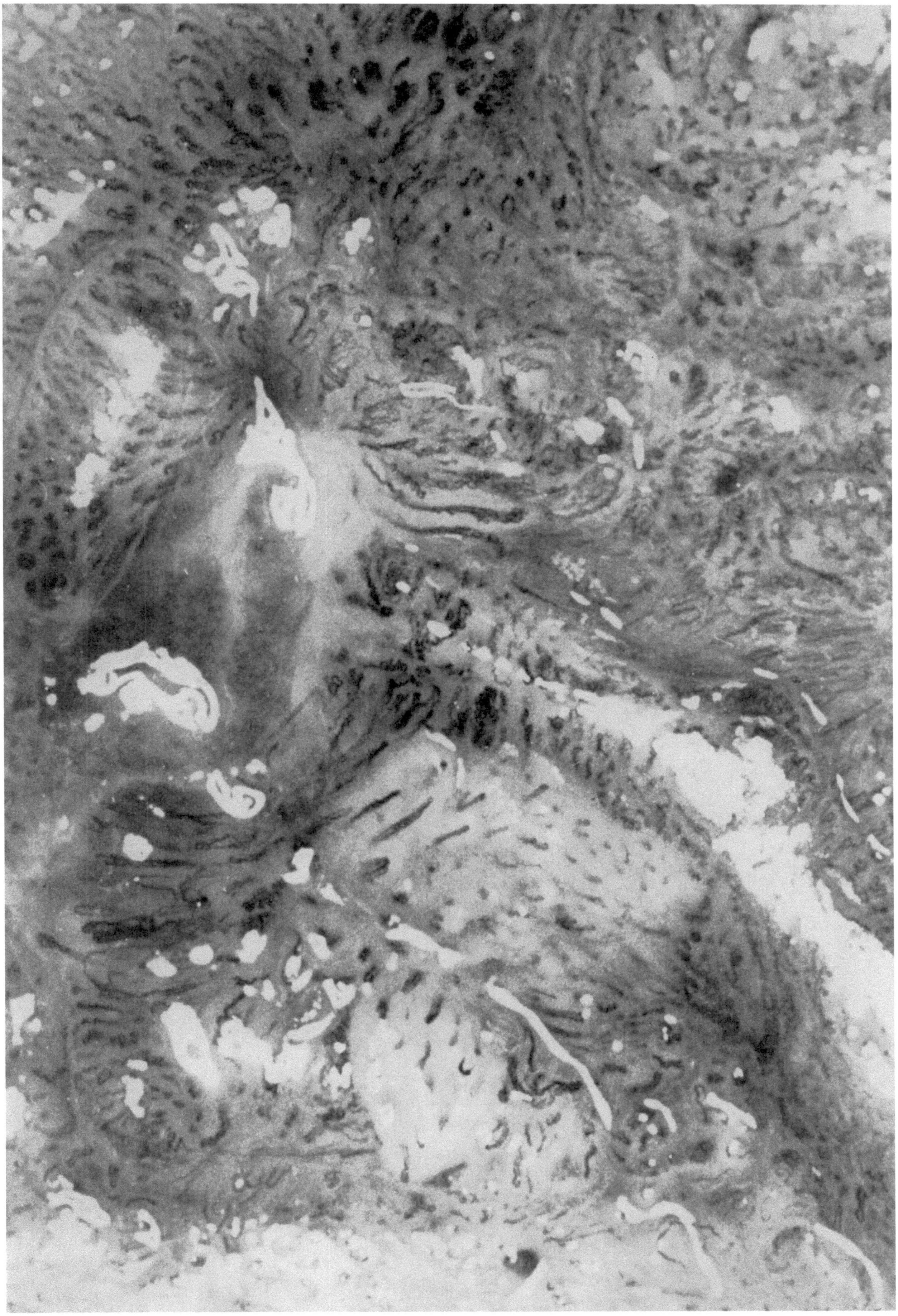

Tafel 66 **Atypische Gefäße, Karzinom**

Die hier vorliegenden atypischen Karzinomgefäße sind aus den atypischen Haarnadelkapillaren hervorgegangen. Besonders deutlich sieht man in der seitlichen Ansicht die Aufknäuelungen, Verdrehungen und Kaliberschwankungen. Auffällig ist der Wechsel von Arealen hoher Gefäßdichte mit Arealen relativer Gefäßarmut.

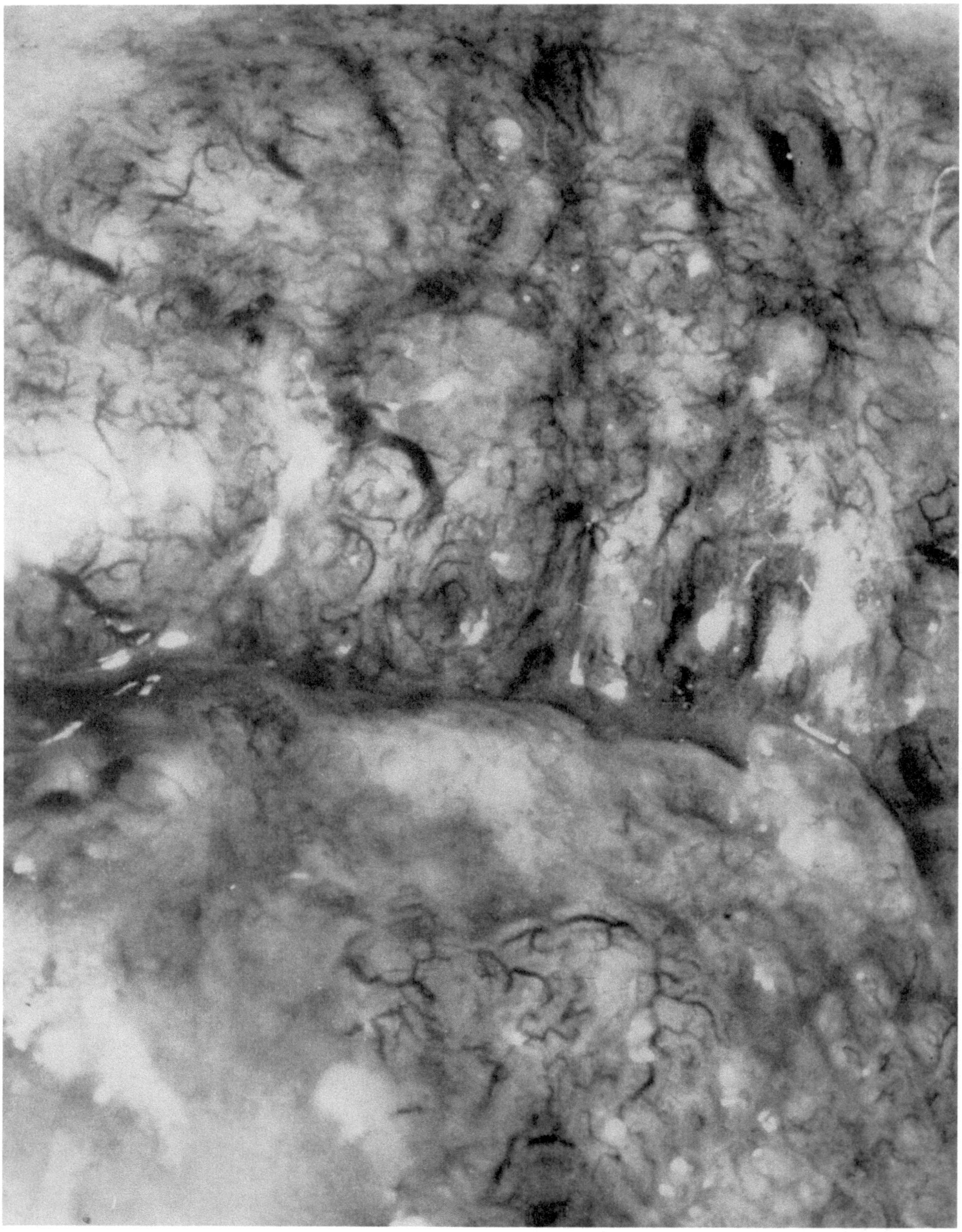

Tafel 67 **Atypische Gefäße, Karzinom**

Atypische Verzweigungsgefäße des invasiven Karzinoms bei exophytisch knotig veränderter Oberfläche. Die Diagnose eines ordinären Karzinoms läßt sich relativ leicht stellen.

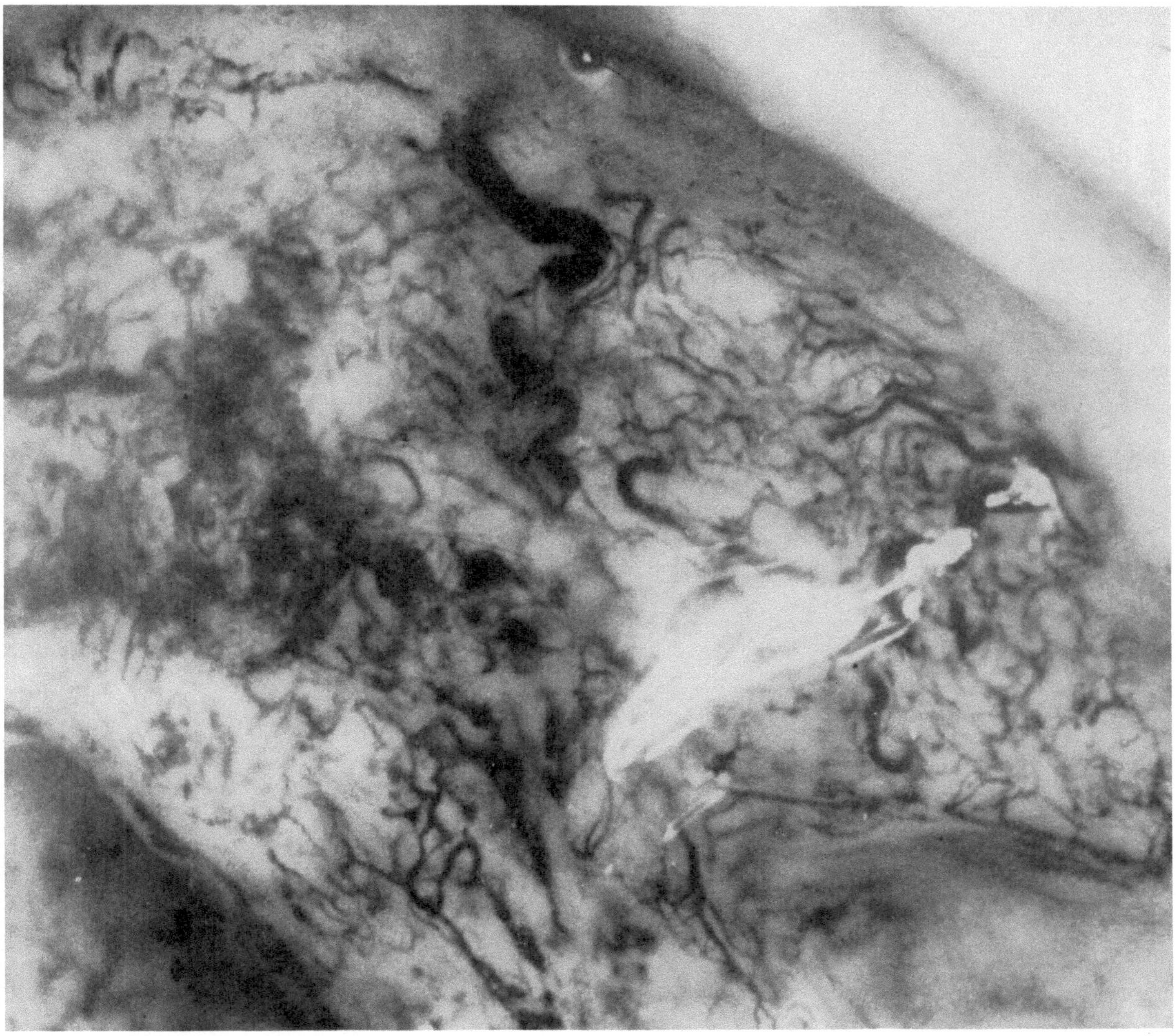

Tafel 68 **Atypische Gefäße, Karzinom**
Atypisches Gefäßbild, hervorgegangen aus dem Netzwerktyp bei einem ordinären Karzinom.

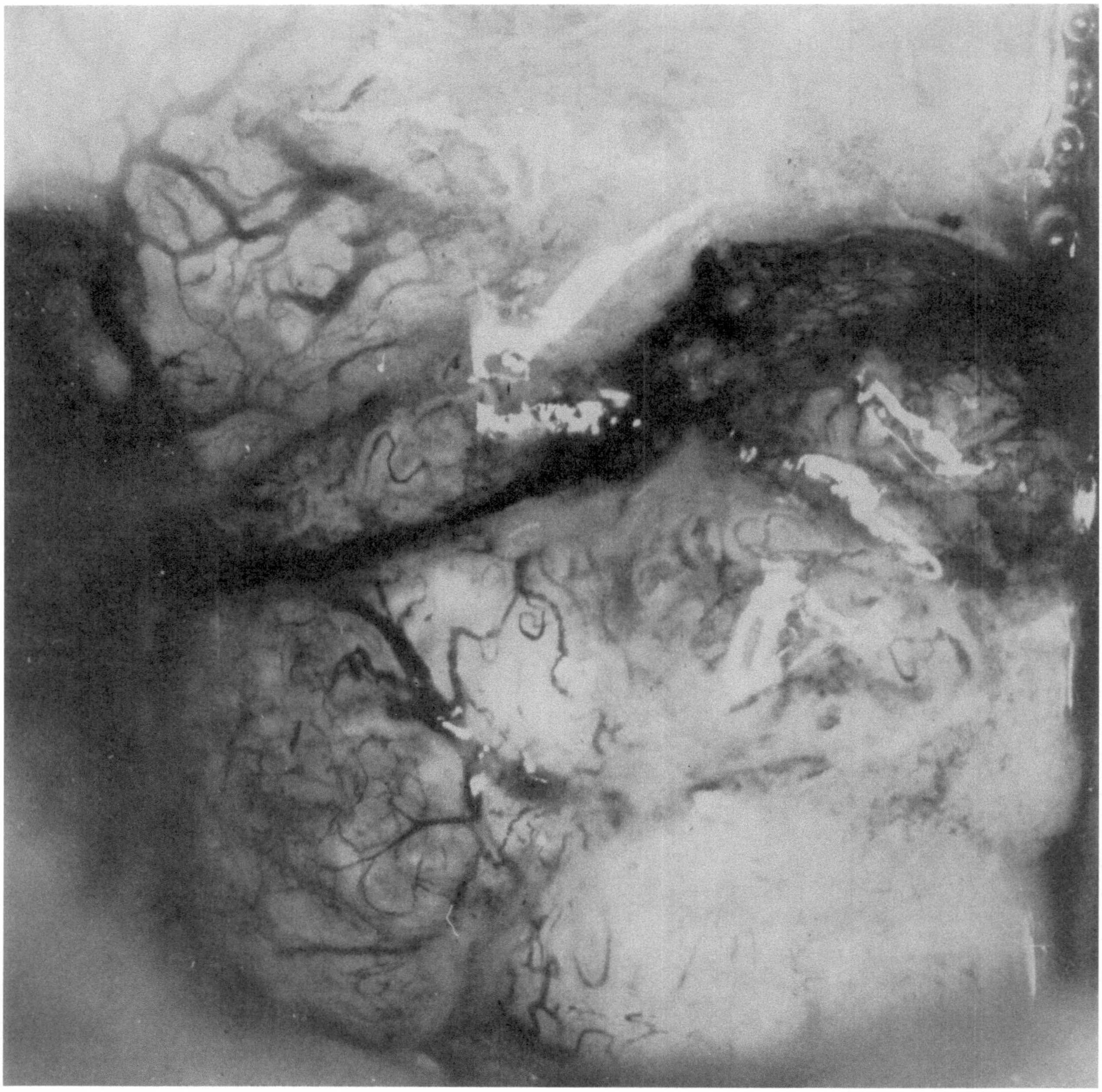

Tafel 69 **Atypische Gefäße, Karzinom**

Atypische Verzweigungsgefäße eines Makrokarzinoms mit deutlicher bizarrer Gefäßarchitektur des insuffizienten Gefäßapparates.

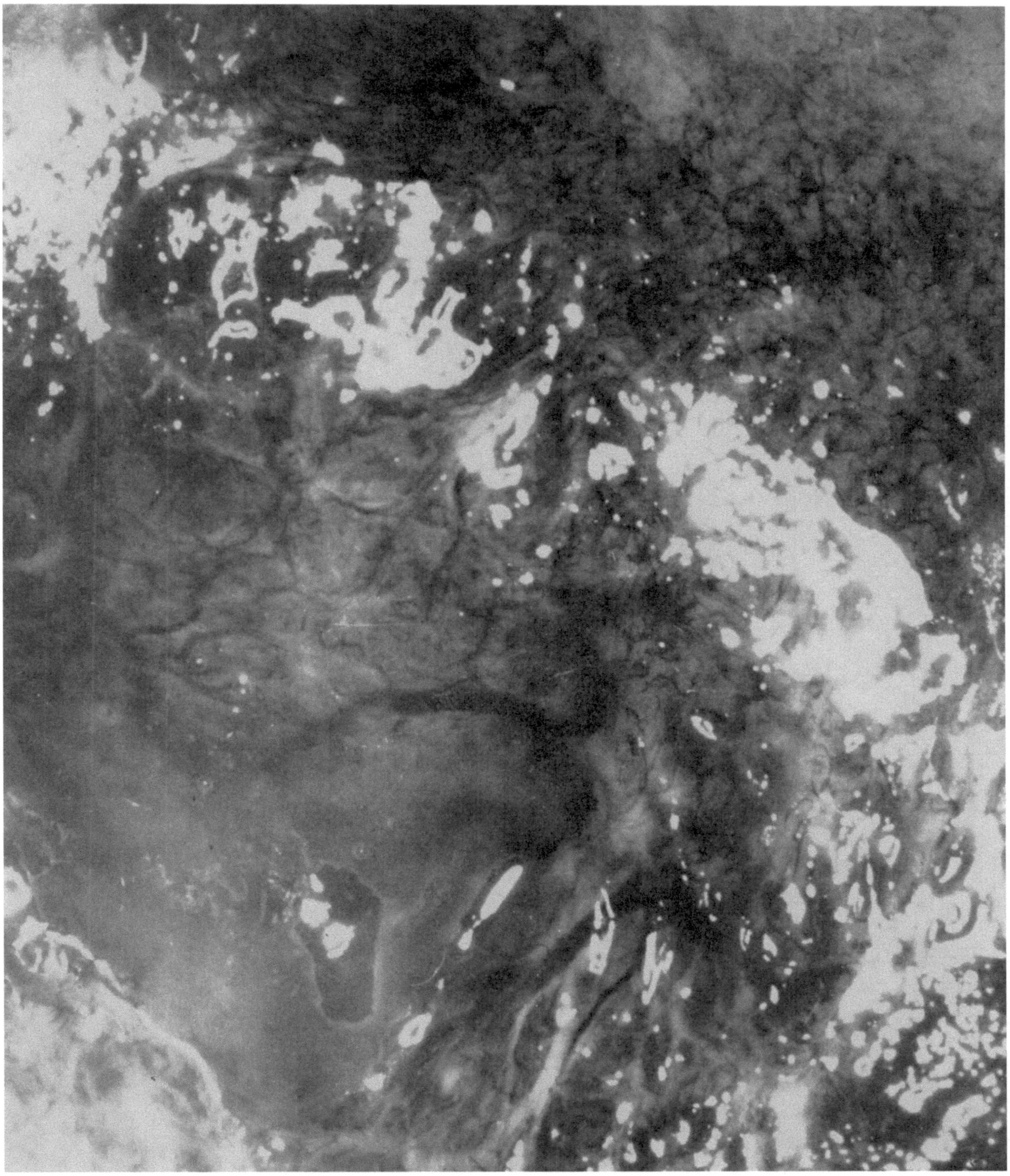

Tafel 70 **Atypische Gefäße, Karzinom**

In diesem Karzinom überwiegen atypische Netzwerkgefäße bei relativer Gefäßdichte, petechialen Blutungen und Niveauunterschieden des verwaschenen Gewebes.

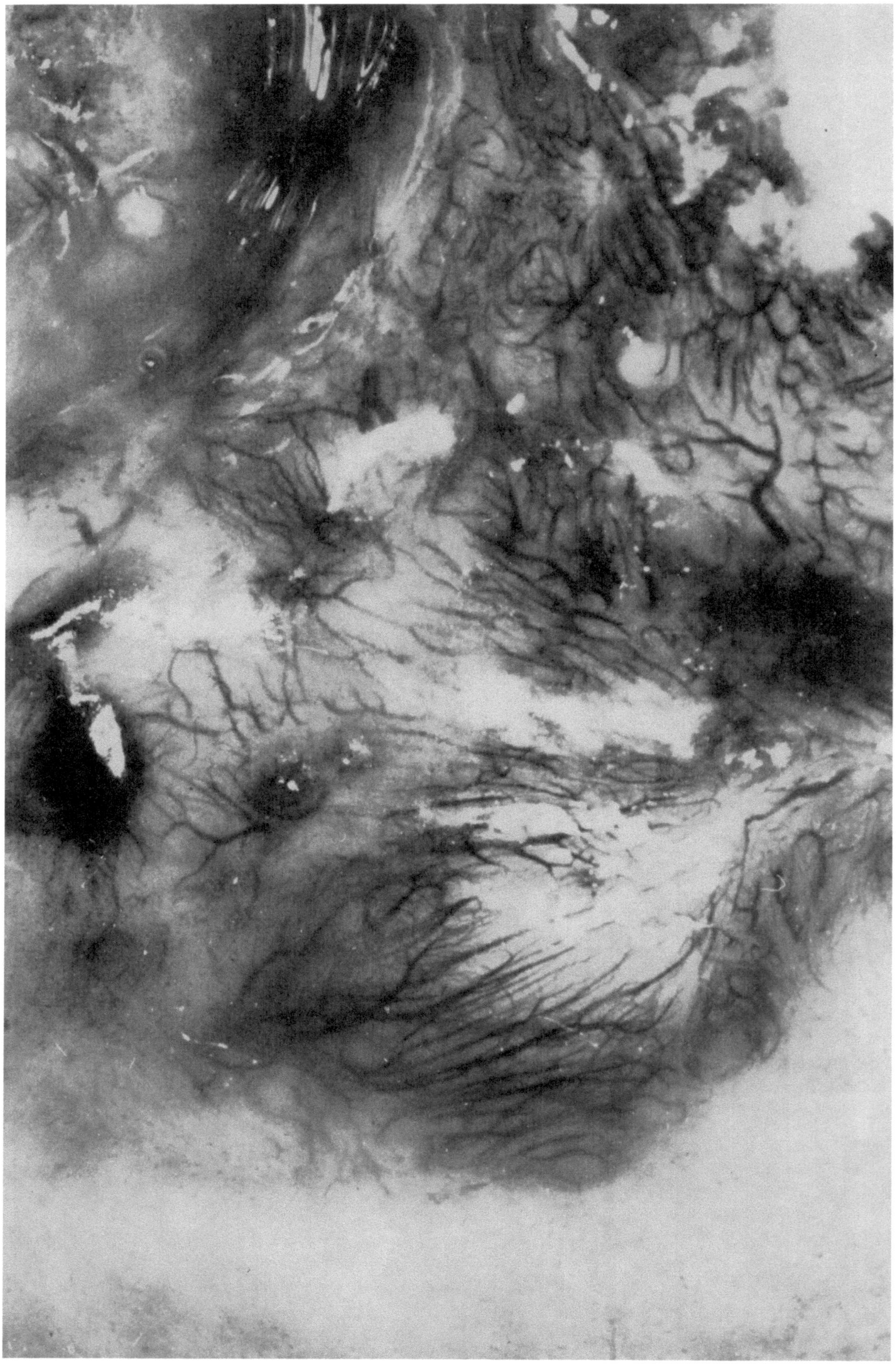

Tafel 71 **Atypische Gefäße**

Langgestreckte Verzweigungsgefäße bei starrem Gefäßverlauf.
Zustand nach Radiatio eines ordinären Zervixkarzinoms.

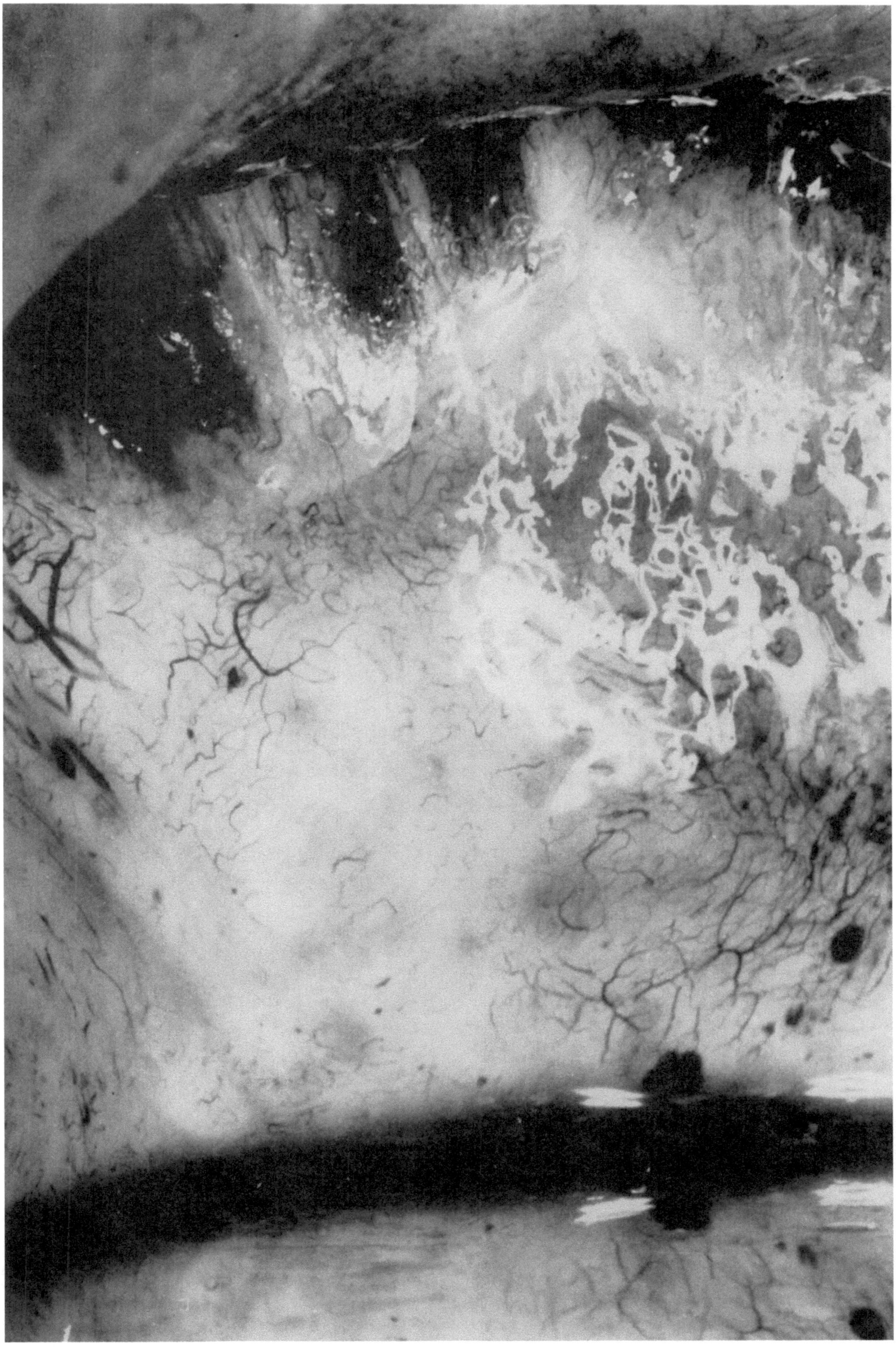

Tafel 72 **Gefäßbild**

Weitgehend normalisiertes Gefäßbild eines Zervixkarzinoms nach erfolgreicher Strahlentherapie. Klassische Karzinomgefäßbilder haben die Tendenz sich unter der Strahlentherapie innerhalb von Wochen und Monaten zu normalisieren. Während strahlentherapeutisch nicht beeinflußbare Karzinome ihren karzinomtypischen Gefäßverlauf nicht verändern (*Rieck*), kann die Gefäßverlaufsnormalisierung als ein prognostisch günstiges Zeichen aufgefaßt werden.

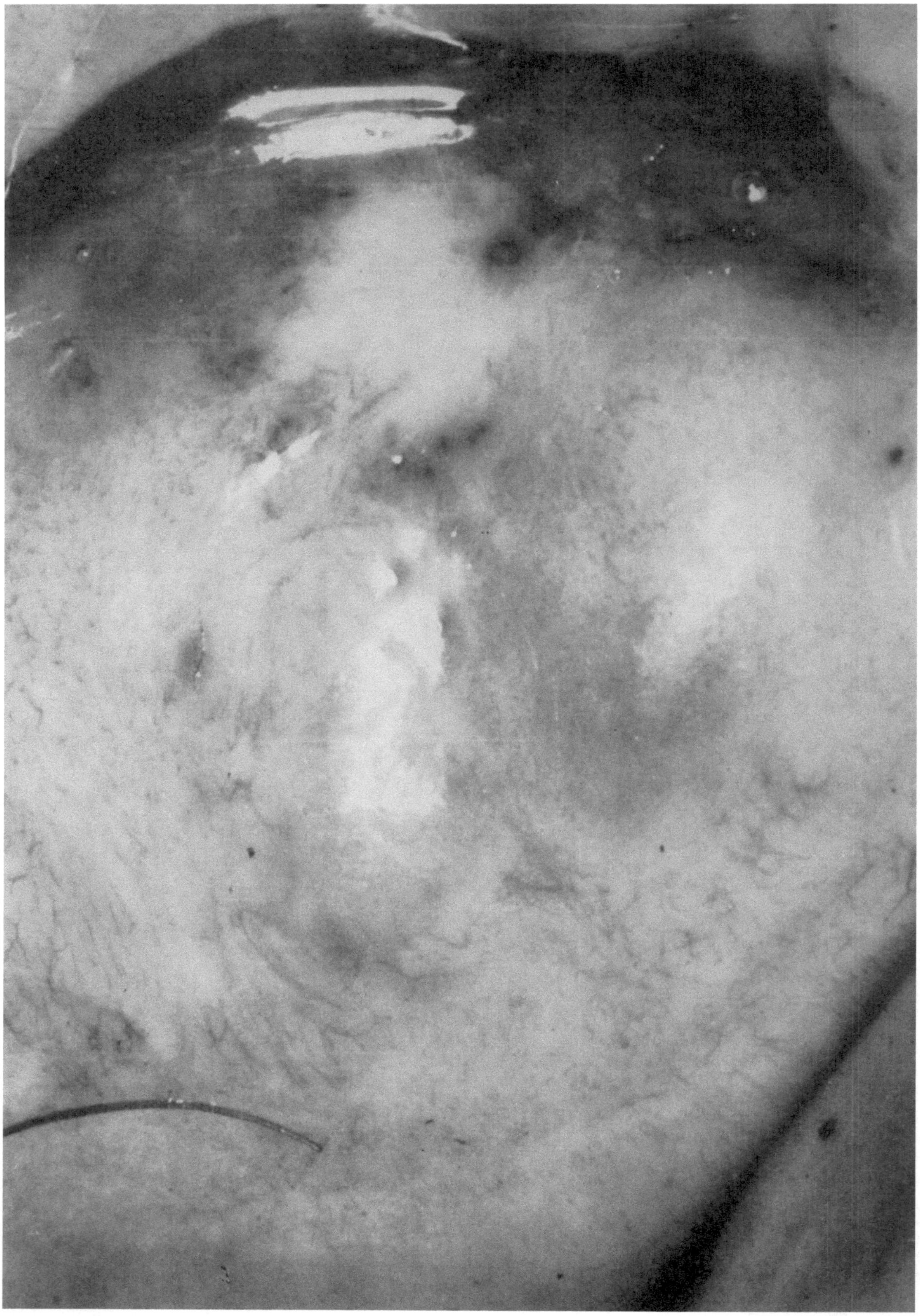

Tafel 73 **Gefäßbild**

Weitgehend normalisiertes Gefäßbild eines erfolgreich spezifisch chemotherapeutisch (Rifampicin-*Eschbach*) behandelten frühinvasiven Zervixkarzinoms.

Kolibri 360 GmbH
Ferdinand-Jühlke-Straße 7
99095 Erfurt, Deutschland
produktsicherheit@kolibri360.de